Robert Felix Wetzstein

Relative Nebennieren- rindeninsuffizienz

Robert Felix Wetzstein

Relative Nebennieren-rindeninsuffizienz

Proinflammatorische und antiinflammatorische Immunparameter im septischen Schock

Südwestdeutscher Verlag für Hochschulschriften

Imprint
Any brand names and product names mentioned in this book are subject to trademark, brand or patent protection and are trademarks or registered trademarks of their respective holders. The use of brand names, product names, common names, trade names, product descriptions etc. even without a particular marking in this work is in no way to be construed to mean that such names may be regarded as unrestricted in respect of trademark and brand protection legislation and could thus be used by anyone.

Publisher:
Südwestdeutscher Verlag für Hochschulschriften
is a trademark of
Dodo Books Indian Ocean Ltd., member of the OmniScriptum S.R.L Publishing group
str. A.Russo 15, of. 61, Chisinau-2068, Republic of Moldova Europe
Printed at: see last page
ISBN: 978-3-8381-2524-4

Zugl. / Approved by: Berlin, Charité - Universitätsmedizin Berlin, Diss., 2010

Copyright © Robert Felix Wetzstein
Copyright © 2011 Dodo Books Indian Ocean Ltd., member of the OmniScriptum S.R.L Publishing group

INHALTSVERZEICHNIS

I. EINLEITUNG 3

    I.1. Epidemiologie, Pathogenese und Pathophysiologie der Sepsis 4
        I.1.1. Epidemiologische Daten und Therapiekosten der Sepsis 4
        I.1.2. Pathogenese und Pathophysiologie der Sepsis 5

    I.2. Relative Nebenniereninsuffizienz bei Patienten im septischen Schock 6
        I.2.1. Aktivierung der Hypothalamus-Hypophysen-Nebennieren-Achse 6
        I.2.2. Definition und Pathogenese der relativen Nebennierenrindeninsuffizienz ... 7
        I.2.3. Diagnose der relativen Nebennierenrindeninsuffizienz 8
        I.2.3.1. Das Deltakortisolkonzept der relativen Nebennierenrindeninsuffizienz 9
        I.2.3.2. Das Basalkortisolkonzept der relativen Nebennierenrindeninsuffizienz .. 10

    I.3. Adjunktive Applikation von Glukokortikoiden bei Sepsis 12
        I.3.1. Therapiekonzept bei relativer Nebennierenrindeninsuffizienz 12
        I.3.2. Glukokortikoidvermittelte Effekte 12

    I.4. Wichtige immunologische Parameter in der Sepsis 13
        I.4.1. Interleukin-6 und Interleukin-8 14
        I.4.2. Interleukin-10 und der Quotient Interleukin-6/ Interleukin-10 15
        I.4.3. Tumor-Nekrose-Faktor-α und HLA-DR 16
        I.4.4. Stickstoffmonoxidmetaboliten Nitrit/Nitrat 17

    I.5. Stand der Forschung 18

II. FRAGESTELLUNG 20

III. PATIENTEN UND METHODIK 21

    III.1. Studienziel und Studiendesign 21

    III.2. Patientenkollektiv und diagnostische Parameter 21
        III.2.1. Einschlusskriterien 21
        III.2.2. Ausschlusskriterien 23
        III.2.3. Definition der relativen Nebennierenrindeninsuffizienz 23
        III.2.4. Klinische Daten, Krankheitsschweregrad und Laborparameter 25
        III.2.5. Immunprofilparameter 26

    III.3. Verarbeitung der Blutproben 27
        III.3.1. Blutentnahme 27
        III.3.2. Bestimmung der Kortisolkonzentration 27
        III.3.3. LPS-Stimulation von Monozyten 27
        III.3.4. Zytokinbestimmung 28
        III.3.5. Differentialblutbild und HLA-DR-Expressionsdichte 30
        III.3.6. Stickstoffmonoxidmetabolite Nitrit/Nitrat 32

    III.4. Datenverarbeitung und statistische Auswertung 33

    III.5. Liste der verwendeten Einmalartikel 34

IV. ERGEBNISSE 35
    IV.1. Beschreibung des Patientenkollektivs 35
        IV.1.1. Deltakortisolaufteilung 36
        IV.1.2. Basalkortisolkonzept 37
        IV.1.3. Vierfeldertafelaufteilung 37

    IV.2. Serumkortisolkonzentrationen und klinische Daten zum Krankheitsschweregrad 38
        IV.2.1. Serumkortisolkonzentrationen 38
        IV.2.2. Mittlerer arterieller Blutdruck und Noradrenalinverbrauch 39
        IV.2.3. SAPS II- und SOFA-Score 42

    IV.3. Immunprofil 44
        IV.3.1. Monozyten 44
        IV.3.2. Interleukin-6 45
        IV.3.3. Interleukin-10 48
        IV.3.4. Quotient Interleukin-6/ Interleukin-10 51
        IV.3.5. Interleukin-8 54
        IV.3.6. Tumor-Nekrose-Faktor-α 56
        IV.3.7. HLA-DR-Expressionsdichte 57
        IV.3.8. Stickstoffmonoxidmetaboliten Nitrit/Nitrat 58

V. DISKUSSION 61

    V.1. Diagnostik der rNNRI 61

    V.2. Immunprofile nach dem Deltakortisol- und Basalkortisolkonzept 65
        V.2.1. Interleukin-6 und Interleukin-8 65
        V.2.2. Interleukin-10 und der Quotient Interleukin-6/ Interleukin-10 68
        V.2.3. Tumor-Nekrose-Faktor-α 70
        V.2.4. HLA-DR-Expressionsdichte 71
        V.2.5. Stickstoffmonoxidmetaboliten Nitrit/Nitrat 72

    V.3. Vierfeldertafelvergleich 73

    V.4. Fazit 75

VI. ZUSAMMENFASSUNG 79

VII. LITERATURVERZEICHNIS 81

VIII. ABKÜRZUNGSVERZEICHNIS 89

I. EINLEITUNG

Die adjunktive Therapie mit Glukokortikoiden bei Patienten mit schwerer Sepsis oder septischem Schock wird seit Jahrzehnten kontrovers diskutiert (Meduri, 1999; Russell, 2006). In den 1950er und 1960er Jahren wurden niedrige Glukokortikoiddosierungen unter dem Postulat eines Kortisolmangels gewählt (Weitzmann und Berger, 1974). Aufgrund unzureichender Studiendesigns konnte allerdings keine abschließende Therapieempfehlung ausgesprochen werden. Erkenntnisse aus tierexperimentellen Arbeiten (Hinshaw et al., 1985) lieferten in den 1980er Jahren die Grundlage zu Therapieversuchen mit hochdosierten Glukokortikoiden, denen als Rationale die Hemmung der Immunantwort zugrunde lag. Zwei große Metaanalysen über diese Studien zeigten jedoch eine erhöhte Mortalität durch Superinfektionen und damit keinen Überlebensvorteil der Patienten (Lefering und Neugebauer, 1995; Cronin et al., 1995), wobei die letztere Arbeitsgruppe lediglich eine Tendenz zu Superinfektionen, allerdings ohne einen kausalen Zusammengang zu postulieren, beschrieb. Anfang der 1990er Jahre trat erneut das Konzept eines vermuteten Kortisolmangels, der relativen Nebennierenrindeninsuffizienz (rNNRI), in den Vordergrund (Rothwell et al., 1991). Ein Kortisolmangel wurde dann vermutet, wenn nach Stimulation mit adrenokortikotropem Hormon (ACTH) der Serumkortisolspiegel des Patienten nicht adäquat anstieg. In Observationsstudien wurde gezeigt, dass mit niedrig dosiertem Hydrokortison als Substitutionstherapie eine hämodynamische Stabilisierung des Patienten gelang (Schneider und Voermann, 1991; Briegel et al, 1991).

In den Folgejahren wurden Placebo-kontrollierte randomisierte Studien mit niedrig dosiertem Hydrokortison durchgeführt, die eine schnellere Rückbildung der Schocksymptomatik zeigten (Bollaert et al., 1998; Briegel et al., 1999; Keh et al., 2003; Oppert et al., 2005). In der bisher größten Studie mit 300 Patienten mit katecholaminrefraktärem septischem Schock erhielt ein Studienarm 200 mg Hydrokortison in Kombination mit 50 µg Fludrokortison pro Tag versus Placebo im anderen Studienarm über 7 Tage (Annane et al., 2002). Eine frühere Schockrevision und ein signifikanter Überlebensvorteil wurden bei den Patienten beobachtet, die keinen Kortisolanstieg von > 9 µg/dl nach Stimulation mit 250 µg ACTH zeigten (Nonresponder). Es wurden keine signifikanten Unterschiede im Auftreten von unerwünschten Ereignissen (Adverse Events) nachgewiesen. Die Ergebnisse dieser Studie hatten Einfluss auf die Therapieempfehlungen für Patienten mit septischem Schock, aufgestellt von der „Surviving Sepsis Campain" (Dellinger et al., 2004) und der „Deutsche Sepsis Gesellschaft e.V." (Reinhart et al., 2005). Auf Grund der unzureichenden Datenlage wurde allerdings nicht empfohlen, anhand eines ACTH-

Stimulationstestergebnis zu entscheiden, welcher Patient im septischen Schock Gukokortikoide erhalten sollte.

Eine weiterführende Studie sollte, insbesondere im Hinblick auf die Daten von Annane und Mitarbeitern (2002), die Ergebnisse dieser Autoren bestätigten und die Sicherheit und Wirksamkeit der Hydrokortisontherapie auch bei Patienten mit katecholaminsensiblem septischem Schock überprüfen. Es wurde die von der Europäischen Union geförderte, multinationale „Corticosteroid Therapy of Septic Shock (CORTICUS)-Studie" an insgesamt 52 Intensivstationen mit 499 Patienten zwischen März 2002 und November 2005 initiiert (Sprung et al., 2008). Auf Grund der Studie von Annane und Mitarbeitern (2002) wurde postuliert, dass insbesondere Nonresponder von der Gabe niedrig dosierten Hydrokortisons profitieren, weil der Kortisolmangel mit einer verstärkten inflammatorischen Reaktion einhergeht. Um diesen Zusammenhang genauer zu untersuchen, wurde eine immunologische Substudie als Teil der CORTICUS-Studie an insgesamt 13 Intensivstationen von 10 Krankenhäusern im Raum Berlin durchgeführt, finanziell unterstützt von der Deutschen Forschungsgemeinschaft. Eine zentrale Fragestellung im Rahmen der Berliner CORTCUS-Substudie war, den Einfluss des postulierten Kortisolmangels im septischen Schock auf den Immunstatus zu untersuchen. Dazu wurde ein Profil wichtiger immunologischer Parameter bei Patienten mit vermuteter rNNRI und adäquater Nebennierenrinden (NNR)-Funktion aufgestellt. Im Folgenden wird zunächst auf pathophysiologische Zusammenhänge, Konzepte der rNNRI sowie die Glukokortikoidwirkung bei Sepsis eingegangen. Anschließend werden die ausgewählten Parameter zur Charakterisierung des Immunstatus vorgestellt.

I.1. Epidemiologie, Pathogenese und Pathophysiologie der Sepsis

I.1.1. Epidemiologische Daten und Therapiekosten der Sepsis

Die weltweite Inzidenz der Sepsis beträgt 18 Millionen Fälle pro Jahr, wobei infolge der demographischen Entwicklung und der Zunahme invasiver Maßnahmen bei Hochrisikopatienten mit einem weiteren Anstieg zu rechnen ist (Angus et al., 2001). Eine neue Studie von Engel und Mitarbeitern (2007) ergab, dass in Deutschland pro Jahr etwa 75.000 Personen (110 pro 100.000 Einwohner) an einer schweren Sepsis erkranken. Für den intensivmedizinischen Alltag bedeutet dies eine Prävalenz von etwa 11 %. Trotz aller Anstrengungen ist die 90-Tage-Mortalität äußerst hoch: bei den unter 60 Jahre alten Patienten betrug sie 46 %, über dieser Altersgrenze sogar

60 %. Damit ist dieses Krankheitsbild die dritthäufigste Todesursache in Deutschland. Bauer und Mitarbeiter (2006) beziffern die Kosten für die intensivmedizinische Behandlung mit jährlich 1,77 Milliarden Euro, was circa 30 % des Budgets aller Intensivstationen entspricht.

I.1.2. Pathogenese und Pathophysiologie der Sepsis

Die Pathogenese der Sepsis beruht auf den Reaktionen des Immunsystems auf eine vorliegende Infektion (Bauer et al., 2006). Während früher vor allem proinflammatorische Prozesse als pathogenetisch bedeutsam galten, findet nun die systemische Antiinflammation als primäre Stressreaktion auf eine Infektion zunehmendes Interesse (Munford und Pugin, 2001). Stress wird definiert als ein Zustand, in dem die Homöostase des Organismus gestört ist und durch ein komplexes Arsenal von physiologischen und adaptiven Mechanismen des Organismus wiederhergestellt werden soll (Chrousos, 2007). Am Anfang steht die Aktivierung immunkompetenter Zellen, insbesondere von Monozyten und Makrophagen, deren proinflammatorische Mediatoren eine Kaskade systemischer Entzündungsreaktionen, das „Systemic inflammatory response syndrome" (SIRS), auslösen. Nicht nur der Stoffwechsel immunkompetenter Zellen, sondern auch der von zahlreichen parenchymatösen Zellen wird aktiviert. Dazu gehören die Induktion pro- und antiinflammatorischer Mediatoren, Metaboliten, oxidativer Radikale, Proteine und Funktionsproteine sowie der Apoptose. Die exzessive Freisetzung von Entzündungsmediatoren veranlasst das Immunsystem zu einer antiinflammatorischen Gegenreaktion, die „Compensatory antiinflammatory response syndrome" (CARS) genannt wird (Bone, 1996). Sind beide Immunreaktionen ausbalanciert, herrscht Homöostase. Die lokalisierte und kontrollierte proinflammatorische Reaktion kann die Infektion abwehren. Bei Dysregulation kann es zu einem massiven SIRS, oder - bei dominierendem CARS - zu immunologischer Anergie kommen (Bone, 1996).

Sepsis, schwere Sepsis und septischer Schock definieren ein Krankheitskontinuum: Definitionsgemäß liegt eine Sepsis vor, wenn ein SIRS in Kombination mit einer Infektion oder bereits der Verdacht auf eine Infektion vorliegt, ohne dass ein mikrobiologisch gesicherter Infektionsnachweis benötigt wird. Die Entgleisung der immunologischen Homöostase ist mit einem zweischneidigen Schwert vergleichbar: Eine überstarke systemische Proinflammation führt zu fulminantem Organversagen. Ebenso gefährdet eine übermäßige Antiinflammation den Patienten, indem durch Immunsuppression die Infektionsausbreitung begünstigt wird. Werden zusätzlich zum

SIRS Symptome des Versagens eines Organs beobachtet, wie beispielsweise eine Hypoxie oder Anurie, oder auch eine Encephalopathie oder die Dysfunktion der Blutgerinnung, handelt es sich um eine schwere Sepsis. Vom septischen Schock wird dann gesprochen, wenn - trotz ausreichender Infusionstherapie - der sepsisinduzierte Blutdruckabfall persistiert (Bone, 1992; 1996). Häufig kann bei Patienten mit septischem Schock durch Katecholamingabe die Makrozirkulation wiederhergestellt werden. Eine suffiziente Organperfusion kann jedoch trotz wiederhergestellter Makozirkulation bestehen bleiben, da proinflammatorische Mediatoren beispielsweise das Endothel schädigen und die Gerinnung aktivieren (Reinhart et al., 2002, Bateman et al., 2003). Es resultiert eine Gewebshypoxie durch Perfusionsstörung, die pathophysiologisch das nachfolgende multiple Organversagen, auch „Multiple organ dysfunction syndrome" (MODS) genannt, erklärt und die Endphase des septischen Schocks kennzeichnet (Bauer et al., 2006).

I.2. Relative Nebenniereninsuffizienz bei Patienten im septischen Schock

Zwei Observationsstudien leiteten Anfang der 1990er Jahre eine Wende in der Sepsistherapie ein (Schneider und Voerman, 1991; Briegel et al., 1991). Diese rückten die blutdruckstabilisierende Wirkung von Hydrokortison, verabreicht in einer niedrigen Dosierung (200-300 mg/Tag) über mehrere Tage, in den Vordergrund. Die bisherige Gabe von hochdosierten Glukokortikoiden (bis zu 42 g Hydrokortidonäquivalent) hatte primär auf eine Hemmung der proinflammatorischen Immunreaktion abgezielt. Die Etablierung dieses neuen Therapiekonzepts trug maßgeblich zur Arbeitshypothese bei, dass bei Patienten im septischen Schock, die trotz ausreichender Volumentherapie Vasopressoren zur Aufrechterhaltung eines adäquaten Blutdrucks benötigen, eine rNNRI zu vermuten sei.

I.2.1. Aktivierung der Hypothalamus-Hypophysen-Nebennieren-Achse

Auf den Stress einer kritischen Erkrankung wie der Sepsis reagiert der Mensch mit einer immuno-neuro-endokrinen Antwort, die die Aufrechterhaltung der Organhomöostase zum Ziel hat (Chrousos, 1995). Hauptkomponenten dieser Stressreaktion sind die Hypothalamus-Hypophysen-Nebennieren (HPA)-Achse mit dem Zielhormon Kortisol sowie das sympathoadrenale System zur Katecholaminfreisetzung. Eine Gewebsschädigung führt zu einer massiven Freisetzung von Zytokinen, die in Verbindung mit Stressreizen wie Fieber, Hypotension und Schmerz die HPA-

Achse aktivieren. Interleukin-6 (IL-6) oder Tumor-Nekrose-Faktor-α (TNF-α) triggern beispielsweise die Synthese von Corticotropin-Releasing-Hormon (CRH) im Hypothalamus, das wiederum die Sekretion des ACTHs im Hypophysenvorderlappen anregt. Zusätzlich stimulieren diese Zytokine die hypophysäre ACTH-Freisetzung sowie direkt die Zellen der NNR (Chrousos, 2000). Diese physiologische Stressantwort führt zu einem messbaren Anstieg der Serumkortisolkonzentration (Normalwert: 10 bis 20 µg/dl, Stresswert: 50 µg/dl; Schein et al., 1990). Schon lange ist bekannt, dass Kortisol das zentrale Hormon zur Supprimierung der proinflammatorischen Immunreaktion ist und dieser fundamentale Mechanismus die Adaptation des Organismus an die Krankheitssituation ermöglicht (Munck et al., 1984; Sapolsky et al., 2000). Wird die Integrität der HPA-Achse gestört, kann es zur Beeinträchtigung der Kortisolproduktion und Kortisolwirkung kommen. Wie Barnes (1993) beschrieb, fehlt die inhibitorische Glukokortikoidwirkung auf NF-κB, den Haupttranskriptionsfaktor für die Produktion von Proinflammationsmediatoren wie IL-6 oder TNF-α. Ist die Glukokortikoidaktivität herabgesetzt, ruft dies eine exzessive Produktion dieser Zytokine hervor (Van Leeuwen et. al., 2001, Dimopoulou et al., 2004). Zusätzlich verringert sich die glukokortikoidmodulierte Sekretion antiinflammatorischer Mediatoren wie IL-10, IL-1-Rezeptorantagonist und des löslichen TNF-α-Rezeptors (van der Poll et al., 1996). Es kann der Zustand einer überstarken Entzündungsreaktion eintreten, der insbesondere im septischen Schock beobachtet wird (Annane, 2003; Marik, 2007).

I.2.2. Definition und Pathogenese der relativen Nebennierenrindeninsuffizienz

In den letzten Jahren wurden einige randomisierte, doppelblinde und plazebo-kontrollierte Studien publiziert, bei denen Patienten im septischen Schock mit niedrig dosiertem Hydrokortison behandelt worden waren (Bollaert et al., 1998; Briegel et al., 1999; Annane et al., 2002; Keh et al., 2003; Oppert et al., 2005). Im Gegensatz zu Hochdosistherapieregimen konnten für Patienten mit schwerem, vasopressorrefraktärem septischem Schock eine schnellere kardiovaskuläre Stabilisierung, rückläufige Entzündungszeichen und eine gesenkte Sterblichkeitsrate demonstriert werden (Annane et al., 2004a; Minneci et al., 2004). Insbesondere wurden diese Effekte bei Patienten festgestellt, die auf einen Kortikotropinstimulationstest keinen adäquaten Kortisolanstieg zeigten (Ananne et al., 2002). Dem Konzept nach ist eine rNNRI vergleichbar mit einem relativen Hormonmangelzustand, in dem kortisolvermittelte Effekte durch Substitution zumindest teilweise wiederhergestellt werden können (Annane, 2003). Bei vielen kritisch erkrankten Patienten liegt eine beeinträchtigte Stressantwort zugrunde ohne adäquate Erhöhung des Serumkortisolspiegels im

Sinne einer mutmaßlichen rNNRI. Wie Bornstein und Mitarbeiter (2008) in einem Review beschrieben, kommt es mit zunehmendem Krankheitsstress zu einer Dissoziation zwischen ACTH-Stimulation und Serumkortisolkonzentration. Es wird angenommen, dass eine ektope und aberrante Expression von Hormonrezeptoren für Neuropeptide, Neurotransmitter, Zytokine sowie Adipokine eine Kortisolfreisetzung aus der NNR stimulieren, die von der HPA-Achsenregulation abgekoppelt ist.

Einerseits führt eine Synthesestörung direkt zu einer Glukokortikoiddefizienz, da die Sekretionsrate weitgehend proportional zur Syntheserate ist und Kortisol in der NNR nur in geringem Umfang gespeichert werden kann (Gonzalez et al., 2006). Andererseits kann aufgrund einer peripheren Kortikosteroidresistenz trotz hoher Serumkortisolspiegel eine ausreichende Kortisolwirkung fehlen (Ligtenberg und Zijlstra, 2004; Marik et al., 2008). Dies sind die beiden Hauptkomponenten in der multifaktoriellen Pathogenese dieses Krankheitsbildes. Weitere Einflüsse wurden diskutiert: 1.) eine gestörte hypothalamische (CRH) und hypophysäre (ACTH) Hormonfreisetzung; 2.) eine herabgesetzte adrenale Empfindlichkeit für Kortikotropin; 3.) eine durch Hypoproteinämie herabgesetzte Transportkapazität von Kortisol zum Wirkort; 4.) eine verminderte Glukokortikoidwirkung durch gestörte Translokation des Glukokortikoidrezeptor-Komplexes in die Zielzelle; oder 5.) eine erhöhte Konversionsrate von Kortisol zu Kortison (Marik und Zaloga, 2003, Cooper und Stewart, 2003, Arafah 2006, Marik, 2007).

Die rNNRI beim septischen Patienten ist oft reversibel (Marik, 2007). Eine komplette Destruktion der NNR durch Infektion, Hämorrhagie oder Infarzierung sind selten (Marik und Zaloga, 2003). Ein wesentlicher iatrogener Faktor ist dagegen die Inhibition der Kortikosteroidsynthese durch Medikamente. Nach Gabe des Hypnotikums Etomidate wurde eine Inhibition der Kortisolsynthese für 48 Stunden bei nicht septischen Patienten nachgewiesen (Vinclair et al., 2008). Bei Patienten im septischen Schock wurde eine signifikant höhere 28-Tage-Mortalität nach Etomidateapplikation beobachtet (Sprung et al., 2008).

I.2.3. Diagnose der relativen Nebennierenrindeninsuffizienz

Mangels einer zuverlässigen laborchemischen Bestimmungsmethode ist die Diagnose einer rNNRI bei Patienten mit therapieresistentem septischem Schock häufig nur klinisch zu stellen. Solche Patienten imponieren durch instabile Hämodynamik und eine anhaltende systemische

Proinflammation (Annane, 2003; Marik et al., 2008). Die Entzündungszeichen persistieren trotz kalkulierter Antibiotikatherapie, ohne dass ein offensichtlicher Infektionsfokus besteht (Burchard, 2001). Kommt es zu einer raschen hämodynamischen Besserung katecholaminpflichtiger Patienten nach Hydrokortisongabe, kann klinisch der Verdacht auf das Vorliegen einer rNNRI gestellt werden. Fieber, Tachykardie, Hypotension, Hyponatriämie, Hypoglykämie, erhöhte Eosinophilenzahl oder MODS sind typische, aber unspezifische Zeichen einer rNNRI. Jedoch wurde eine starke Korrelation zwischen rNNRI und Bakteriämie gefunden (Cooper und Stewart, 2003; Annane et al., 2006a).

Laborchemisch kann dieses Krankheitsbild durch die Messung verschiedener Kortisolkonzentrationen, beispielsweise des stimulierten oder basalen, des proteingebundenen oder freien Kortisols beschrieben werden. Die Aussagekraft dieser Ansätze ist limitiert und wird kontrovers diskutiert: Je nach Patientenkollektiv und Diagnosekriterien variiert die Prävalenz der rNNRI im septischen Schock zwischen 20 und 75 % (Arafah, 2006), wobei die Diagnose mit zunehmender Häufigkeit gestellt wird (Marik, 2007). Im Folgenden werden die beiden Hauptkonzepte zur laborchemischen Diagnostik der rNNRI sowie deren Limitationen vorgestellt.

I.2.3.1. Das Deltakortisolkonzept der relativen Nebennierenrindeninsuffizienz

Die Bestimmung der Kortisolkonzentration nach ACTH-Stimulation hat eine breite Akzeptanz gefunden (Annane et al., 2002; de Jong et al., 2007). Beim Kortikotropin-Stimulationstest wird 60 Minuten nach Applikation von 250 µg ACTH der Kortisolanstieg vom Basalkortisolwert im Serum gemessen. Beträgt der Deltakortisolwert ≤ 9 µg/dl, ist von einer rNNRI auszugehen (Rothwell et al., 1991). Diese als „Nonresponder" bezeichneten Patienten wiesen eine geringere Vasopressorenreaktivität und eine höhere Sterbewahrscheinlichkeit auf (Annane et al., 1998; 2000). In der bisher größten Studie von Annane und Mitarbeitern (2002) verringerte die Gabe von niedrig dosiertem Hydrokortison in Verbindung mit Fludrokortison die 28-Tage-Mortalitätsrate bei Nonrespondern im Vergleich zur Plazebogruppe (53 % zu 63 %; HR 0,67; CI 95 % 0,47-0,95; p = 0,02), ohne dass ein signifikanter Unterschied bei Nebenwirkungen zwischen beiden Gruppen auftrat (Annane et al., 2004). Somit wurde vermutet, dass solche Patienten einen größeren Vorteil aus der Hydrokortisongabe ziehen als „Responder" mit einem Deltakortisolwert von > 9 µg/dl (Annane et al., 2004; 2006b). Die exakte pathophysiologische Bedeutung einer beinträchtigten ACTH-Stimulationsantwort ist umstritten, da dieser Funktionstest nur den Endabschnitt der HPA-Achse prüft: Es können keine Aussagen bezüglich der Hypothalamus- und Hypophysenfunktion oder des Kortisolstoffwechsels an der Zielzelle getroffen werden (Arafah, 2006). Daher gilt das Deltakortisol als Maß für die adrenale Reserve und nicht der adrenalen Funktion, da die Kortisolsekretionsrate eines Patienten mit maximalem Krankheitsstress gleich der Kortisolsyntheserate sein kann (Marik und Zaloga, 2002). Limitierend ist zudem die Aussagekraft einer einzelnen Bestimmung: In einer Studie von Venkatesh und Mitarbeitern (2005) wiesen 35 % der Nonresponder spontane stündliche Schwankungen der basalen Serumkortisolkonzentration von mehr als 9 µg/dl auf, sodass die Aussagekraft eines einzelnen ACTH-Stimulationstestergebnisses umstritten ist. Zudem wird kritisiert, dass die verwendete ACTH-Dosis von 250 µg supraphysiologisch ist (Marik und Zaloga, 2003; Arafah, 2006). Um diesen Effekt zu umgehen, wurde der Kortikotropin-Stimulationstest mit nur 1 µg ACTH vorgeschlagen, der beim gesunden Menschen etwa der physiologischen Kortikotropinantwort auf Stress entsprechen sollt (Marik und Zaloga, 2003). Der 1 µg-ACTH-Stimulationstest wurde als sensitiver und spezifischer zur Diagnostik der rNNRI angesehen (Mayenknecht et al., 1998). Für Patienten im septischen Schock konnte der 1 µg-Stimulationstest jedoch nicht validiert werden (Cooper und Stewart, 2003; Annane, 2005a). Wie Widmer et al. (2005) beschrieben, ist bei gesunden Probanden die Serumkortisolkonzentration nach Stimulation mit 1 µg in etwa gleichhoch wie nach Stimulation mit 250 µg. Bei Patienten mit hohem Krankheitsstress nimmt die Serumkortisolkonzentration mit zunehmender ACTH-Menge jedoch zu, wobei diese Beobachtung wiederum keine klinische Relevanz hatte. Als Goldstandart wird eine adäquate Serumkortisolsteigerung auf endogene Stimuli wie Hypotension, Hypoxämie oder Hypoglykämie vorgeschlagen, die die Integrität der gesamten HPA-Achse voraussetzen würden (Marik und Zaloga, 2002), im Klinikalltag aber inpraktikabel sind. Da die Sensitivität und Spezifität, und somit die Validität des Deltakortisols gering sind, wurde in einer Studie von Annane und Mitarbeitern (2006) der Metyrapon-Stimulationstest als Goldstandard benutzt. Die Kombination von Basalkortisol ≤ 10 µg/dl und ein Deltakortisol ≤ 9 µg/dl wurde in dieser Studie als bester Prädiktor für eine rNNRI identifiziert.

I.2.3.2. Das Basalkortisolkonzept der relativen Nebennierenrindeninsuffizienz

Verschiedene Autoren wie Marik (2004), Cooper und Stewart (2003) vertreten die Ansicht, dass die Messung basaler Kortisolwerte die Integrität der HPA-Achse besser reflektiert und damit der Bestimmung des Deltakortisolwerts überlegen ist. Hierbei wird die Gesamtkortisolkonzentration im

Serum zum Zeitpunkt der Diagnosestellung gemessen. Der physiologische Referenzbereich von Kortisol schwankt zwischen dem frühmorgendlichen Hoch von 25 µg/dl und dem nächtlichen Tief von 5 µg/dl (Dörner, 2003). Häufig werden bei Patienten im septischen Schock erhöhte Kortisolkonzentrationen ermittelt. Erniedrigte Werte weisen auf eine rNNRI hin: Bei einer Basalkortisolkonzentration von ≤ 15 µg/dl gilt eine rNNRI als sehr wahrscheinlich, ein Wert von > 34 µg/dl schließt sie nach diesem Modell relativ sicher aus (Annane et al., 2000; Cooper und Stewart, 2003). In einer anderen Studie korrelierte zudem die Höhe des Serumkortisolspiegels mit dem Schweregrad der Sepsis: ein Wert von 34 µg/dl war der beste Diskriminationspunkt zwischen Überlebenden und Verstorbenen, wobei Patienten mit > 34 µg/dl Serumkortisol und einem Deltakortisolanstieg von ≤ 9 µg/dl das höchste Risiko hatten zu versterben (Annane et al., 2000). Ein Basalkortisolspiegel von ≤ 15 µg/dl wurde als Indikation für eine Substitutionstherapie mit Glukokortikoiden angesehen (Cooper und Stewart, 2003). Solche Studienteilnehmer werden nachfolgend auch „basalniedrige Patienten", Studienteilnehmer mit > 15 µg/dl Basalkortisol entsprechend „basalhohe Patienten" genannt. Auch die Basalkortisolmethode unterliegt gewissen Limitationen: Sie bildet die HPA-Achsenaktivität zum Zeitpunkt der Untersuchung quantitativ ab, ohne jedoch einen direkten Funktionsnachweis zu erbringen. Die Hauptschwierigkeit bleibt, bei aufgehobenem zirkadianen Rhythmus der Kortisolfreisetzung, die Interpretation von Einzelbestimmungen. Die Studie von Venkatesh und Mitarbeitern (2005) beschrieb erhebliche individuelle Schwankungen mit einer stündlichen Variabilität zwischen 8 und 30 %, unabhängig von Blutdruck, Blutzuckerwert und Körpertemperatur. Dennoch korrelierte die mittlere Kortisolkonzentration aller Werte zu jedem Zeitpunkt mit den stündlich gemessenen Basalkortisolkonzentrationen des Tagesprofils mit tonischem Sekretionsmuster. Ein anderes Problem besteht darin, dass bei Hypoproteinämie auch ein geringerer Gehalt an Kortisolbindungsproteinen vorliegt. Da 90 bis 95 % des Kortisols proteingebunden vorliegt, wird bei hypoproteinämen Patienten (< 2,5 mg/dl Albumin) eine niedrigere Gesamtkortisolmenge gemessen (Hamrahian et al., 2004). Bei Sepsis kann der Spiegel des Kortikosteroid-bindenden Globulins (CBG) bis zu 50 % fallen, wobei zudem die CBG-Bindungsaffinität durch die für Sepsis typische Azidose verringert ist: Das bioaktive freie Kortisol war bei solchen Patienten aber hochnormal oder sogar erhöht, weshalb sich dieser Parameter zukünftig als der präzisere zur NNR-Funktionsdiagnostik erweisen könnte (Venkatesh et al., 2005; Arafah, 2006; Ho et al., 2006).

I.3. Adjunktive Applikation von Glukokortikoiden bei Sepsis

Zwei große Metaanalysen evaluierten die Sepsistherapie mit hochdosiertem Methylprednisolon oder Dexamethason. Lefering und Neugebauer (1995) belegten, dass hinsichtlich der Letalitätsrate kein Vorteil gegenüber der Placebogruppe erzielt wurde. Derartig hohe Dosierungen waren mit einer erhöhten Gesamtletalitätsrate assoziiert, die vor allem durch Sekundärinfektionen verursacht wurde (Cronin et al., 1995). Das Konzept der rNNRI legte nahe, dass wesentlich niedrigere Glukokortikoiddosierungen zu wählen seien (Briegel et al., 1991), für die einige Autoren deskriptiv den Begriff „Adrenal Replacement Therapy" eingeführten (Meyer und Hall, 2006). Dennoch bleibt die Indikation für den Gebrauch von Glukokortikoiden umstritten (Dellinger et al., 2004; Russell, 2006).

I.3.1. Therapiekonzept bei relativer Nebennierenrindeninsuffizienz

Es bestehen Unsicherheiten bei der Identifizierung der Patienten, die am meisten von einer Therapie mit niedrig dosiertem Hydrokortison profitieren könnten, sowie hinsichtlich des optimalen Zeitpunkts für den Therapiestart und der richtigen Therapiedauer (Keh et al., 2004; Ligtenberg und Zijlstra, 2004; Annane et al., 2006b). Die Leitlinien empfahlen die Gabe von Hydrokortison in sogenannten Stressdosierungen von 200 bis 300 mg pro Tag bei allen Patienten im septischen Schock innerhalb von 24 Stunden, die trotz adäquater Infusionszufuhr Vasopressoren zur Aufrechterhaltung eines adäquaten Blutdruckes benötigten (Dellinger et al., 2004; Reinhart et al., 2005). Insbesondere für Responder konnte bisher kein Benefit durch eine solche Therapie nachgewiesen werden, wie ein Review-Artikel von Russell (2006) zusammenfasst.

I.3.2. Glukokortikoidvermittelte Effekte

Die Substitution von niedrig dosiertem Hydrokortison soll das bei rNNRI angenommene Defizit von Kortisol im Körper ausgleichen. Hydrokortison entspricht Kortisol mit der glukokortikoiden und mineralokortikoiden Potenz von 1 (Sapolsky et al., 2000). Als Steroidhormon bindet es an den intrazytoplasmatisch lokalisierten Glukokortikoidrezeptor, der daraufhin in den Nukleus eintritt und den zellulären Funktionszustand durch Änderung der Transkripionsrate glukokortikoidsensitiver

Gene durch die RNA-Polymerase bewirkt. Die Regulation dieser Gene beinhaltet, insbesondere im Rahmen der Sepsis, die Interaktion zwischen dem Kortisol-Glukokortikoidrezeptor-Komplex und anderen Transkriptionsfaktoren wie dem Nuclear factor-κB (NF-κB). Neben diesen „genomic pathways" existiert zudem ein „non-genomic pathway" durch membranassoziierte Rezeptoren und „second messengers" (Rhen und Cidlowski, 2005). Wie Sapolsky und Mitarbeiter (2000) beschreiben, integriert die glukokortikoidinduzierte Wirkung sowohl immunaugmentierende als auch immunsupprimierende Einflüsse, die auf den Erhalt der immunologischen Homöostase in der Stresssituation abzielen: Bei physiologischer Kortisoldosierung wird die Infektabwehr im Tierexperiment gestärkt und gleichzeitig ein Schutz vor überschießender Entzündungsreaktion erreicht. Von entscheidender Wichtigkeit ist dabei, dass niedrig dosiertes Hydrokortison offensichtlich die Proinflammation supprimiert, ohne die Immunkompetenz herabzusetzen (Keh et al., 2003). Ein Beispiel für diese immunmodulatorischen Effekte ist die Hemmung der Synthese von Chemokinen und Zelladhäsionsmolekülen, die die Transmigration von Immunzellen in das entzündete Gewebe vermitteln (Keh et al., 2005). Die vorteilhafte Wirkung auf das kardiovaskuläre System wird beispielsweise durch Beeinflussung des Vasomotorentonus und Inhibition der zytokininduzierten Stickstoffmonoxidsynthese sowie insgesamt durch katecholaminpermissive Effekte mit Anstieg der Katecholaminrezeptorendichte erklärt (Keh et al., 2003; Briegel et al., 2009). Dies wurde klinisch durch eine Abnahme des kardiovaskulären SOFA-Scores belegt (de Jong et al., 2007). Ob die Glukokortikoidwirkung pharmakologisch oder physiologisch zustande kommt, und ob beide Begriffe überhaupt voneinander abgrenzbar sind, bleibt zu klären. Die Hauptkomponenten sind die antiinflammatorische und vasoaktive Potenz dieses Medikaments sowie die Substitution eines relativen Hormonmangelzustands und Durchbrechung eines Glukokortikoid-Resistenzsyndroms (Munck et al., 1984; Ligtenberg und Zijlsta, 2004). Vor diesem Hintergrund ist die Wirkung von niedrig dosiertem Hydrokortison auf das Immunsystem von besonderem Interesse. Die Hypothese ist, dass durch eine Substitution die Imbalance zwischen pro- und antiinflammatorischen Mediatoren wiederhergestellt werden kann (Keh et al., 2003). Einige Immunparameter spielen eine herausragende Rolle in der Pathophysiologie der Sepsis und könnten Ausdruck eines solchen Ungleichgewichts sein.

I.4. Wichtige immunologische Parameter in der Sepsis

Um eine rNNRI im septischen Schock über die Serumkortisolkonzentration hinaus charakterisieren zu können, sollte im Rahmen dieses Forschungsprojekts ein immunologisches Profil der

Studienteilnehmer erstellt werden. Die Pathophysiologie der rNNRI ist komplex, wobei insbesondere die modulierenden Einflüsse von Sepsismediatoren wie IL-1, IL-6 oder TNF-α auf die HPA-Achse oder den Glukokortikoidrezeptor eine wichtige Rolle spielen könnten (Chrousos, 1995; Pariante et al., 1999; Marik und Zaloga, 2002a). Zur Beschreibung der pro- und antiinflammatorischen Immunreaktion werden im Folgenden ausgewählte Parameter vorgestellt.

I.4.1. Interleukin-6 und Interleukin-8

Das vorwiegend proinflammatorisch wirksame IL-6 wird nicht nur von leukozytären Zellen wie Monozyten, Makrophagen sowie Lymphozyten produziert, sondern auch von anderen immunologisch aktiven Zellen wie Endothel oder Fibroblasten (Jirik et al., 1989). Induziert wird seine Synthese vor allem durch andere Entzündungsmediatoren wie beispielsweise Endotoxin, IL-1, TNF-α und Interferon-γ (Reinhart et al., 2002). IL-6 gehört zu den Mediatoren, die initial auf lokale Entzündungsreize ausgeschüttet werden und die Induktion von Fieber bewirken, des klassischen Anzeichens einer sich etablierenden Infektion (Janeway et al., 2002). Chrousos (1995) beschreibt, dass IL-6 der entscheidende Parameter für die Aktivierung der HPA-Achse ist, da es stärker die Plasmakonzentrationen von ACTH und Kortisol stärker erhöht als maximale CRH-Dosen. IL-6 moduliert die Kortisolproduktion an verschiedenen Stellen der HPA-Achse (Chrousos, 1995; Marik und Zaloga, 2002a) und reflektiert den Grad der proinflammatorischen Aktivierung (Annane et al., 2008). IL-6 weist bei konzentrationsabhängiger und kontextbezoger Betrachtung weitere antiinflammatorische Eigenschaften auf (Fink, 2006). Beispielsweise werden den durch IL-6 induzierten hepatischen Akute-Phase-Proteine (C-reaktives Protein, $α_2$-Makroglobulin und Fibrinogen) vorwiegend entzündungshemmende Eigenschaften zugeschrieben. Außerdem ist dieses Zytokin wesentlich an der Gerinnungsaktivierung auf lokaler sowie systemischer Ebene beteiligt: Es steigert die Thrombopoese sowie die Synthese von Fibrinogen, Faktor VIII und von-Willebrand Faktor. Gleichzeitig wird die Synthese antikoagulatorischer Faktoren wie Antithrombin III oder Protein S inhibiert (Kerr et al., 2001). IL-6 spielt in der Pathophysiologie des septischen Schocks nicht nur durch Beeinflussung der Blutgerinnung eine wichtige Rolle, sondern es ist auch durch direkte kardiodepressive Wirkung an der Entstehung des Schockzustands beteiligt (Pathan et al., 2004; Joulin et al., 2007). Die Höhe der IL-6-Konzentration ist mit dem Schweregrad der Sepsis, dem Risiko der Entwicklung des septischen Schocks sowie der Letalitätsrate korreliert (Reinhart et al., 2002).

Ein weiterer wichtiger Proinflammationsmediator in der Sepsis ist IL-8 (Mussack et al., 2005). Vorrangig von aktivierten Makrophagen und Endothelzellen, aber auch von Epithelzellen und Fibroblasten produziert (Janeway et al., 2002), kommt diesem chemotaktisch wirksamen Faktor eine pathophysiologisch wichtige Rolle für die Gewebsentzündung zu. IL-8 moduliert die Expression von Adhäsionsproteinen für die Interaktion von Endothelzellen mit neutrophilen Granulozyten, so dass diese aktiviert, rekrutiert und am Entzündungsort zur Degranulation stimuliert werden können (Hack et al. 1992; Janeway et al., 2002). IL-8 unterhält weitere proinflammatorische Prozesse zur Infektionsabwehr, zum Beispiel die Apoptosehemmung von Granulozyten. Zudem stellt dieses Zytokin einen wichtigen prädiktiven Marker für den Verlauf der Sepsis dar. Ergebnisse von Studien haben gezeigt, dass die IL-8-Konzentration bei schwerer Sepsis und septischem Schock erhöht ist und mit dem Auftreten von MODS und einer ungünstigen Prognose korreliert (Fujishima et al., 1996). Livaditi und Mitarbeiter (2006) fanden eine Korrelation mit dem SOFA-Score.

I.4.2. Interleukin-10 und der Quotient Interleukin-6/ Interleukin-10

Das antiinflammatorische Zytokin IL-10 wurde als ein wichtiger Regulationsmediator zur Kontrolle der Entzündungsreaktion identifiziert. Sezerniert wird es vor allem von Monozyten, Makrophagen und T-Lymphozyten (Janeway et al., 2002). Es agiert im Rahmen eines autoregulativen Mechanismus als potenter Inhibitor der Makrophagenfunktion: Die pathogenetisch bedeutsame, überschießende Entzündungsreaktion soll so verhindert werden (Moore et al., 1993; van der Poll et al., 1997). Synonym für IL-10 ist auch Cytokine-Synthesis-Inhibitor-F: es wirkt der Synthese der Entzündungsmediatoren IL-6, IL-8 und TNF-α (de Waal Malefyt et al., 1991; Marie et al., 2000) sowie der Bildung von NO (Moore et al., 2001) entgegen. Eine zusätzliche antiinflammatorische Eigenschaft von IL-10 ist die Reduktion der granulozytären Zytokinsynthese (Cassatella et al., 1993). Bei Patienten mit schwerer Sepsis oder septischem Schock wurde beobachtet, dass eine erhöhte IL-10-Konzentration mit dem Schweregrad der Erkrankung sowie einer ungünstigen Prognose korreliert (Friedman et al., 1997; Gogos et al., 2000). Das Ungleichgewicht zwischen Pro- und Antiinflammation, ein wesentlicher Faktor im Pathopysiologiekonzept der Sepsis (Keh, 2005), wird vom Quotienten Interleukin-6/ Interleukin-10 abgebildet: Eine Zunahme des Quotienten bedeutet, dass die proinflammtorische Reaktion stärker ist als die antiinflammatorische Reaktion ist. Das Verhältnis zwischen Pro- und Antiinflammation bestimmt den Schweregrad der Sepsis entscheidend (Gorgos et al., 2000). Taniguchi und Mitarbeiter (1999) zeigten, dass die Höhe des

Quotienten mit der Schwere der Sepsis korrelierte und zur Prognoseabschätzung beitrug. Loisa und Mitarbeiter (2003) fanden bei schwerem Multiorganversagen einen signifikant höheren Quotienten. Da eine rNNRI durch andauernde systemische Proinflammation gekennzeichnet ist (Annane, 2003), ist das Verhältnis von IL-6 zu IL-10 von primärem Interesse.

I.4.3. Tumor-Nekrose-Faktor-α und HLA-DR

Ein durch Endotoxin/Lipopolysaccharid (LPS) aktivierter Makrophage synthetisiert neben freien Sauerstoffradikalen und anderen mikrobioziden Metaboliten proinflammatorische Mediatoren, zu denen neben IL-6 insbesondere der TNF-α gehört. Voraussetzung für diese Makrophagenaktivierung sind zuerst die Bindung von LPS an CD14, dem LPS-Rezeptor auf der Makrophagenoberfläche, und die Assoziation von LPS/CD14 mit dem Toll-like Receptor (TLR)-4 auf der Makrophagenoberfläche mit transmembranöser Signaldomäne (van Amersfoort et al., 2003). Auf lokaler Ebene bewirkt TNF-α die Aktivierung des Gefäßendothels mit nachfolgender Permeabilitätssteigerung für Immunzellen, Immunglobuline und Komplementfaktoren. Dadurch verstärkt es aber auch die Schocksymptomatik durch den Übertritt von Plasma ins Gewebe. Systemisch vermittelt TNF-α Fieber und aktiviert die intravaskuläre Gerinnung (Janeway et al., 2002). Die Makrophagenaktivierung ist Teil der angeborenen, unspezifischen Immunität. Während der Sepsis kann jedoch eine funktionelle Störung der Monozyten- und Makrophagenfunktion auftreten, die in-vivo durch das LPS Gram-negativer (Cook, 1998) oder Lipoteichonsäuren Grampositiver Bakterien (Lehner et al., 2001) induziert wird. Darstellbar wird dieser „Endotoxintoleranz" genannte Zustand in vitro, indem nach LPS-Reexposition vorübergehend eine verminderte Produktion proinflammatorischer Zytokine gemessen wird (Sinistro et al., 2007). Es handelt sich jedoch nicht um eine vorteilhafte adaptive Gegenreaktion, sondern um einen Marker von Immundysregulation, der die Behandlung von Patienten im septischen Schock wesentlich erschwert und mit einem schlechteren klinischen Outcome assoziiert ist (West und Heagy, 2002).

Bei der Human-Leukocyte-Antigen (HLA)-DR-Expression handelt es sich um einen weiteren monozytären Funktionsparameter, der für die spezifische adaptive Immunität essentiell ist. HLA-Merkmale sind für jeden Menschen individuelle Gewebemerkmale, aufgrund derer das Immunsystem eigenes von fremdem Gewebe unterscheiden kann. Monozyten und Makrophagen haben die Funktion, bakterielle Antigene zu internalisieren, zu prozessieren, in Verbindung mit dem HLA-DR-Rezeptor den T-Helferzellen zu präsentieren, und diese dadurch zu aktivieren (van

Ammersfoort et al., 2003). Die Dichte der monozytären HLA-DR-Expression auf der Monozytenoberfläche bestimmt die Effizienz dieses Abwehrmechanismus und nimmt somit eine zentrale Stellung in der Regulation der adaptiven Immunantwort ein (Volk et al., 1996). Während der Sepsis unterliegt die HLA-DR-Rezeptordichte sowohl positiver als auch negativer Regulation und spiegelt daher stimulierende und supprimierende Einflüsse auf das Immunsystem wider. Bei initial vorliegendem SIRS wurde bei Patienten eine normale bis erhöhte, im Verlauf bei prädominantem CARS eine erniedrigte HLA-DR-Expression gemessen (Haveman et al., 1999). Im Zustand des septischen Schocks ist die Expressionsdichte häufig signifikant erniedrigt und ein wichtiges Kennzeichen der Immunparalyse (Volk et al., 1996; Wolk et al., 2000; Monneret et al., 2004). Eine herabgesetzte HLA-DR-Exprimierung korreliert mit einem erhöhten Infektionsrisiko: Patienten mit fehlendem Anstieg der HLA-DR-Expression als Antwort auf eine sich etablierende Infektion haben eine erhöhte Inzidenz für ein MODS. Entsprechend kann dieser Marker zur Prognoseabschätzung und zum Verlaufsmonitoring der Sepsis einen wichtigen Beitrag leisten (Volk et al., 1996; Monneret et al., 2006).

I.4.4. Stickstoffmonoxidmetaboliten Nitrit/Nitrat

Die Synthese von Stickstoffmonoxid (NO) erfolgt durch drei Isoenzyme, von denen die induzierbare NO-Synthase (iNOS) das bedeutendste ist. Die iNOS wird in der Sepsis durch verschiedene proinflammatorische Mediatoren (IL-6, IL-8, TNF-α) sowie Endotoxin aktiviert und durch Glukokortikoide inhibiert (Moncada et al., 1991; Vincent et al., 2000). Lokalisiert ist das Enzym vor allem in Makrophagen und Granulozyten, zudem in Thrombozyten und gewebsständig in glatten Muskel-, Epithel- und Endothelzellen. Aufgrund der kurzen Halbwertszeit von NO sind Nitrit (NO_2^-) und Nitrat (NO_3^-) die stellvertretenden Messgrößen der NO-Produktion im Körper. Bis vor kurzem wurde angenommen, dass diese Metaboliten physiologisch inerte, stabile Endprodukte seien. Nun weisen aktuelle Ergebnisse darauf hin, dass Nitrit als wichtiger intravaskulärer Speicher dient und unter azidotischen, beziehungsweise hypoxischen Bedingungen wieder zu NO reduziert werden kann (Lundberg und Weitzberg, 2005). Für das Verständnis der Pathophysiologie des septischen Schocks ist NO von zentraler Bedeutung, da es maßgeblich für die Aufrechterhaltung der vaskulären Homöostase und Organperfusion verantwortlich ist. Wie Cauwels (2007) in einer Übersichtsarbeit beschreibt, geht eine massiv gesteigerte NO-Produktion mit peripherer Vasodilatation und Katecholaminresistenz einher, was zu einer Störung der renalen und intestinalen Perfusion und zur Abnahme der myokardialen Kontraktilität führt. Weiterhin wird die koronare

Autoregulation gestört, und die direkte Schädigung von Endothel und Epithel zieht die Ödembildung und intestinale Bakterientranslokation nach sich (Vincent et al., 2000). Wie Sharshar und Mitarbeiter (2003) in einer Übersichtsarbeit beschreiben, ist der septische Schock zudem durch Apoptose von Neuronen und Gliazellen charakterisiert, die durch NO getriggert wird und deren Ausmaß mit der endothelialen iNOS-Expression korreliert. Betroffen ist beispielsweise die HPA-Achse in Form des Hypothalamus sowie kardiovaskulären autonomen Zentren. Aber auch protektive Einflüsse wurden beobachtet: NO wirkt oxidativem Stress entgegen und besitzt mikrobiozide Eigenschaften (Cauwels, 2007). Ebenso hemmt es die Thrombozytenaggregation und Leukozytenadhäsion. Die gesteigerte Produktion von NO ist maßgeblich an der Entwicklung des septischen Schocks beteiligt (Förstermann, 2000; Vincent et al., 2000).

I.5. Stand der Forschung

Bisher konnten die Deltakortisol- und Basalkortisolmethode zur Diagnostik der rNNRI nicht durch einen präziseren diagnostischen Standard abgelöst werden (Annane et al., 2006a; de Jong et al., 2007). Der ACTH-Stimulationstest ist aufgrund seiner Sicherheit und Einfachheit im Klinikalltag nicht durch andere NNR-Funktionstests wie den Insulin-Toleranz-Test oder den Metyrapone-Test ersetzbar (Asare, 2007). Er eignet sich aber nicht, diejenigen Patienten im septischen Schock zu identifizieren, die Hydrokortison erhalten sollten (Dellinger et al., 2008). Dagegen könnte die Basalkortisolmethode in naher Zukunft durch die Einbeziehung des freien Kortisols in die NNR-Funktionsdiagnostik modifiziert werden (Arafah, 2006; Hamrahian et al., 2006; Asare, 2007). In weiter Ferne steht die Etablierung eines Parameters, der, unabhängig von der Serumkortisolkonzentration, die Kortisolaktivität auf der zellulären Ebene in einzelnen Organen abbildet (Zaloga, 2003; Meyer und Hall; 2006). Der Glukokortikoid-Rezeptor oder der Transkriptionsfaktor NF-κB könnten solche Endorganmarker darstellen (Marik, 2009).

Die Einteilung von Patienten mit septischem Schock nach dem Deltakortisol- und Basalkortisokonzept ermöglicht jedoch weiterführende Untersuchungen: Vielleicht spiegelt sich eine rNNRI in einem spezifischen Profil immunologischer Parameter wider? Bisherige immunologische Studien beschäftigten sich mit den Effekten von niedrig dosiertem Hydrokortison bei Patienten im septischen Schock (Keh et al., 2003; Oppert et al., 2005). Der Immunstatus zu

Behandlungsbeginn, in Abhängigkeit von der NNR-Funktion, ist bisher nicht erfasst worden und war Gegenstand der vorliegenden Arbeit.

II. FRAGESTELLUNG

Bei Patienten im septischen Schock wird häufig eine rNNRI vermutet. Obwohl die Möglichkeiten zur Diagnosestellung anhand der Deltakortisol- und der Basalkortisoldefinition unbefriedigend sind, sah die intensivmedizinische Behandlung dieses Krankheitsbildes standardmäßig die Gabe von Hydrokortison in niedriger Dosierung vor. Da bisher weder Sicherheit noch Effektivität dieser Therapie - insbesondere für Responder im ACTH-Stimulationstest - belegt werden konnten, wurde zwischen März 2002 und November 2005 die CORTICUS-Studie durchgeführt (Sprung et al., 2008). Aufgrund der engen Verzahnung der HPA-Achse - und somit der Serumkortisolkonzentration - mit dem Immunsystem sollte im Rahmen der hier vorgelegten Arbeit geprüft werden, ob das Krankheitsbild der rNNRI anhand eines Profils wichtiger immunologischer Parameter besser erfasst und verstanden werden kann.

Das Studienkollektiv sollte einerseits nach der ACTH-Stimulierbarkeit mit dem Diskriminationspunkt 9 µg/dl und andererseits nach der Basalkortisolkonzentration mit dem Schwellenwert 15 µg/dl unterteilt werden. Die Immunprofile der einzelnen Patientengruppen enthalten die folgenden Parameter: Konzentration der Interleukine IL-6, IL-8 und IL-10 im Plasma; Konzentration von IL-6-, IL-10- und TNF-α nach Monozytenstimulation mit LPS in vitro; Expressionsdichte des monozytären HLA-DR-Rezeptors sowie die Nitrit/Nitratkonzentration im Plasma.

Ziel dieser Arbeit war es, die Auswirkungen der rNNRI auf die Konzentration der ausgewählten proinflammatorischen und antiinflammatorischen Immunparameter bei Patienten im septischen Schock zu charakterisieren und zu klären, ob die beiden Definitionen der rNNRI den für dieses Krankheitsbild angenommenen proinflammatorischen Immunstatus reflektieren.

III. PATIENTEN UND METHODIK

III.1. Studienziel und Studiendesign

Die CORTICUS-Studie ist eine von der Europäischen Union geförderte, multinationale, randomisierte und Placebo-kontrollierte Studie zur Prüfung der Sicherheit und Wirksamkeit von niedrig dosiertem Hydrokortison bei Patienten im septischen Schock (Sprung et al., 2008). Insgesamt wurden in Deutschland, Frankreich, Belgien, Portugal und Israel auf 52 Intensivstationen insgesamt 499 Patienten eingeschlossen. Ein immunologischer Teil dieser Studie wurde in Berlin an insgesamt 13 Intensivstationen von 10 Krankenhäusern durchgeführt und von der Deutschen Forschungsgemeinschaft finanziell unterstützt. Eine wichtige Fragestellung im Rahmen der Substudie war es, den Einfluss des bei rNNRI postulierten Kortisolmangels auf den Immunstatus zu charakterisieren. Die dazu ausgewählten Parameter waren IL-6, IL-8, IL-10, TNF-α, Nitrit/Nitrat sowie HLA-DR.

III.2. Patientenkollektiv und diagnostische Parameter

Zwischen März 2002 und November 2005 konnten insgesamt 84 Patienten in die Berliner Substudie eingeschlossen werden. Das positive Votum der zuständigen Ethikkommission sowie die schriftliche Einwilligung der Patienten oder der gesetzlichen Vertreter lagen vor. Alle Patienten erfüllten die nachfolgend beschriebenen Kriterien, die vom American College of Chest Physicians/ Society of Critical Care Medicine (Bone, 1992) definiert wurden.

III.2.1. Einschlusskriterien

Die Patienten erfüllten folgende Einschlusskriterien:

1. Klinischer Nachweis einer Infektion innerhalb der letzten 72 h sowie Vorliegen von mindestens einer der folgenden Bedingungen:

    a) Nachweis von polymorphkernigen neutrophilen Granulozyten in sterilen Körperflüssigkeiten;

b) Nachweis pathogener Mikroorganismen in sonst sterilen Körperflüssigkeiten wie Blut, Urin oder Sputum;

c) Offensichtlich erkennbare Ursachen einer Infektion, z.b. Darmperforation, eitrige Wunddrainage;

d) Sonstiger klinischer Nachweis einer Infektion, z.b. Pneumonie, nekrotisierende Fasziitis.

2. Vorliegen einer Sepsis mit mindestens zwei der nachfolgenden Befunde:

   a) Temperatur > 38,3 °C oder < 35,6 °C;
   b) Herzfrequenz > 90/min;
   c) Atemfrequenz > 20/min oder $PaCO_2$ < 32 mmHg oder mantadorische Ventilation;
   d) Leukozyten > 12.000/µl oder < 4000/µl oder eine Linksverschiebung im Blutbild mit > 10 % unreifen neutrophilen Granulozyten.

3. Eintreten des septischen Schocks innerhalb der letzten 72 h und Erfüllung folgender Kriterien:

   a) Hypotension: Systolischer Blutdruck < 90 mmHg oder Abfall um > 50 mmHg vom Ausgangswert (> 1 h) bei Hypertonikern, trotz adäquater Flüssigkeitstherapie und/ oder Dopamingabe ($\geq$ 5 µg/kgKG/min) oder jede andere Therapie mit Vasopressoren (Adrenalin, Noradrenalin, Vasopressin) über mindestens 1 h;
   b) Organhypoperfusion/ Organdysfunktion in zeitlichem Zusammenhang mit der Sepsis (unabhängig von der Grunderkrankung oder Medikamenten) mit mindestens einem der folgenden Befunde:

      1. Oligurie;
      2. Metabolische Azidose (pH < 7,3 oder Basendefizit $\geq$ 5,0 mmol/l oder Laktat > 2 mmol/l);
      3. Hypoxie (PaO_2/ FiO_2 < 280 ohne Pneumonie oder < 200 bei vorliegender Pneumonie);
      4. Bewusstseinseintrübung (Glasgow-Coma-Scale (GCS) < 14 oder akute Verschlechterung);
      5. Thrombozytopenie (< 100.000/µl).

III.2.2. Ausschlusskriterien

Ausschlusskriterien waren:

1. Schwangerschaft;
2. Alter < 18 Jahre;
3. Grunderkrankung mit einer Überlebensprognose von < 3 Monaten;
4. Kardiopulmonale Reanimation innerhalb der letzten 72 h;
5. Medikamentös-induzierte Immunsuppression, Chemo- /Bestrahlungstherapie innerhalb der letzten 4 Wochen;
6. langfristige Glukokortikoidtherapie innerhalb der letzen 6 Monate oder kurzfristige Therapie mit Glukokortikoiden innerhalb der letzten 4 Wochen (topische Applikation keine Kontraindikation);
7. HIV-Infektion;
8. Reanimationsverweigerung;
9. Akuter Herzinfarkt oder akute Lungenarterienembolie; moribunder Patient mit einer Lebenserwartung < 24 h; oder Intensivstationsaufenthalt > 2 Monate;
10. Andere Medikamenten-Studie innerhalb der letzten 30 Tage

III.2.3. Definition der relativen Nebennierenrindeninsuffizienz

Die NNR-Funktion der in die CORTICUS-Studie eingeschlossen Patienten wurde nach zwei Kriterien beurteilt: der Deltakortisoldefinition und der Basalkortisoldefinition der rNNRI. Die erste basiert auf einem intravenösen ACTH-Stimulationstest, mit dem Rothwell und Mitarbeiter (1991) erstmalig das Krankheitsbild der rNNRI bei Patienten im septischen Schock beschrieben. Im Vergleich zu Patienten mit SIRS, Sepsis oder anderen kritischen Erkrankungen ist die Stimulierbarkeit der NNR bei Patienten mit septischem Schock reduziert (Tayek und Atienza, 1995). Nach Studieneinschluss wurde jedem Patienten 250 µg ACTH/ Tetracosactid (Synacthen®, Novartis Pharma GmbH, Nürnberg) verabreicht. Blutproben zur Bestimmung der Basalkortisolkonzentration im Serum wurden unmittelbar vor Stimulation (Zeitpunkt T_0) sowie 60 min danach (T_{60}) abgenommen. Die Kortisolantwort auf die ACTH-Stimulation (δ-max) wurde als Differenz der Konzentrationen zwischen T_0 und T_{60} definiert. Stieg der Serumkortisolwert um ≤ 9 µg/dl (248 µmol/l) vom Basalkortisolwert an, wurde eine rNNRI diagnostiziert. Betrug der Konzentrationsanstieg > 9 µg/dl vom Basalkortisolwert, wurde die NNR-Funktion als adäquat eingestuft. Die Bezeichnungen für diese Patientengruppen (Annane et al., 2002) gibt Tab. 1 an.

Tabelle 1. Patientenaufteilung nach dem Deltakortisolkonzept

Deltakortisol (µg/dl)	Bezeichnung
≤ 9	Nonresponder
> 9	Responder

Als zweiter Parameter in der NNR-Funktionsdiagnostik diente der Basalkortiolwert zum Zeitpunkt T_0. Nach dem von Cooper und Stewart (2003) ausgearbeiteten Konzept lag eine rNNRI dann vor, wenn die gemessene Basalkortisolkonzentration im Serum ≤ 15 µg/dl (413 µmol/l) betrug. Bei einem Basalkortisolwert von > 15 µg/dl wurde eine adäquate NNR-Funktion angenommen. Die gemäß dieser Einteilung erfolgte Bezeichnung dieser beiden Patientengruppen zeigt Tab. 2.

Tabelle 2. Patientenaufteilung nach dem Basalkortisolkonzept

Deltakortisol (µg/dl)	Bezeichnung
≤ 15	Basalniedrige Patienten
> 15	Basalhohe Patienten

Die methodisch unterschiedlichen Ansätze der NNR-Funktionsdiagnostik implizieren die Frage, ob beide Definitionen der rNNRI die gleichen Patienten identifizieren. Um die Übereinstimmung beider Konzepte zur rNNRI zu überprüfen, wurden die Studienteilnehmer nach den Deltakortisol- und Basalkortisolkriterien auf eine Vierfeldertafel aufgeteilt. Die Bezeichnungen der einzelnen Gruppen fasst Tab. 3 zusammen.

Tabelle 3. Patientenbezeichnung gemäß der Vierfeldertafelaufteilung

Deltakortisol (µg/dl)	Basalkortisol (µg/dl)	
	≤ 15	> 15
≤ 9	basalniedrige Nonresponder	basalhohe Nonresponder
> 9	basalniedrige Responder	basalhohe Responder

III.2.4. Klinische Daten, Krankheitsschweregrad und Laborparameter

Folgende Patientendaten wurden erfasst: Alter, Geschlecht, Krankheitsdiagnosen und die vermutete Sepsisursache, wobei nach den Kategorien Pneumonie, Peritonitis, Polytrauma und Sonstige differenziert wurde. Weiterhin wurden der mittlere arterielle Blutdruck (MAD) sowie die Menge der applizierten Katecholamine dokumentiert. Der Krankheitsschweregrad wurde mit dem „Simplyfied acute physiology score (SAPS)-II" bestimmt, der den Zeitraum von 24 h vor Erfüllung der Studieneinschlusskriterien umfasste. In diesen Punktwert zwischen 0 und 163 gehen die Patientencharakteristika 1. Alter des Patienten, 2. Art der Aufnahme (internistisch, elektive oder notfallmäßige Operation), 3. Vorliegen chronischer Erkrankungen (Acquired Immunodeficiency Syndrom (AIDS), metastasiertes oder hämatologisches Krebsleiden) und folgende 12 physiologische Variablen ein: GCS, Herzfrequenz, systolischer Blutdruck, zentrale Körpertemperatur, das Verhältnis PaO_2/ FiO_2 bei mechanischer Ventilation oder CPAP-Beatmung, Urinmenge pro 24 h, sowie die Laborparameter Leukozytenzahl, Natrium, Kalium, Bikarbonat, Harnstoff und Bilirubin. Je höher der Scorewert, desto höher ist der Krankheitsschweregrad einzustufen. Die Gesamtpunktzahl korreliert zudem mit dem Letalitätsrisiko (Le Gall et al., 1993). Auftretende Organfunktionsstörungen wurden mit Hilfe des „Sequential organ failure assessment" (SOFA)-Scores erfasst (Vincent et al., 1996), wobei die resultierende Punktzahl mit der Mortalität korreliert ist (Vincent et al., 1998). Der SOFA-Score ist aus 6 Einzelscores zusammengesetzt, die jeweils für ein Organsystem stehen: Zentrales Nervensystem, Herz, Lunge, Gerinnungssystem sowie Leber und Nieren. Jedes Organsystem wird mit einem Punktwert von 0 (keine Fehlfunktion) bis 4 (stärkste Fehlfunktion) beurteilt, die in der Summe maximal 24 Punkteergeben (Vincent et al.,

1996). Für die Bestimmung wird jeweils der schlechteste Wert innerhalb von 24 Stunden vor Studieneinschluss benutzt. Schon seit langem ist bekannt, dass die Höhe der Serumkortisolkonzentration mit der Schwere der Erkrankung korreliert (Melby, 1958) und mit einem schlechteren Outcome verbunden ist (Annane et al., 2000). Daher sollte geprüft werden, ob eine Korrelation von SAPS II- und SOFA-Score sowohl mit der Serumkortisolkonzentration als auch mit den Proinflammationsmarkern IL-6 und Nitrit/Nitrat besteht. In der Literatur ist eine inverse Korrelation des SOFA-Scores mit der HLA-DR-Rezepordichte beschrieben (Tschaikowsky et al., 2002). In der vorliegenden Arbeit sollte dieser Zusammenhang ebenfalls untersucht werden.

III.2.5. Immunprofilparameter

Erst nach der Entnahme der Blutproben für die Immunparameterbestimmungen erhielt der Patient die erste Dosis der CORTICUS-Studienmedikation, entweder 50 mg Hydrokortison oder Placebo, die in Form einer intravenösen Injektion in 10 ml isotoner Natriumchloridlösung appliziert wurde. Um die Auswirkungen einer diagnostizierten rNNRI auf das Immunprofil eines Patienten im septischen Schock umfassend zu beschreiben, wurden folgende immunologische Parameter gemessen: der Plasmaspiegel von IL-6, IL-8 und IL-10, die aus LPS-stimulierten Monozyten sezernierten TNF-α-, IL-6- und IL-10-Konzentrationen, die HLA-DR-Rezeptorexpressionsdichte auf der Monozytenoberfläche sowie die Plasmaspiegel der Stickstoffmonoxid-Folgeprodukte Nitrit und Nitrat. Die Konzentrationen dieser Marker in den einzelnen Gruppen sollten bestimmt und anschließend mit der Serumkortisolkonzentration korreliert werden. Insbesondere sollte dieser Zusammenhang für die proinflammatorischen Parameter mit stimulierender Wirkung auf die HPA-Achse, IL-6 und TNF-α geprüft werden. Für IL-10 als antiinflammatorisches Zytokin ist eine inverse Korrelation mit der HLA-DR-Expression beschrieben (Monneret et al., 2004), die in der hier vorliegenden Studie untersucht werden sollte.

III.3. Verarbeitung der Blutproben

III.3.1. Blutentnahme

Die Blutentnahme für die immunologischen Untersuchungen erfolgte unter sterilen Kautelen (insgesamt 3 EDTA-, 2 Serum- und 1 Heparin-Monovette). Mit Ausnahme der Serum-Monovetten für die Kortisolbestimmung wurden die Blutproben sofort auf Eis gelagert und direkt nach Ankunft im Labor weiterverarbeitet. Aus der EDTA-Monovette wurde die Leukozytenzahl pro nl bestimmt (Cell-Dyn 1600®, Abbott Diagnostics, USA) und eine Probe für die HLA-DR-Messung entnommen. Aus der Heparin-Monovette wurde eine Probe zur Monozytenstimulation mit LPS entnommen. Die verbliebene Blutmenge wurde, um die ungleich langen Transportzeiten von den unterschiedlichen Intensivstationen im Berliner Raum auszugleichen, jeweils nach 3 h für 10 min bei 3000 rpm und 4 °C abzentrifugiert (Megafuge 1.0 R.®, Heraeus Instruments, Berlin). Der Überstand wurde zu je 500 µl in 1,5 ml Eppendorf-Röhrchen aliquotiert und die Proben zur späteren Bestimmung der Zytokine und der Nitrit/Nitrat-Konzentration bei - 80 °C gelagert.

III.3.2. Bestimmung der Kortisolkonzentration

Die Serum-Monovetten für die Deltakortisol- und Basalkortisolmessungen vor und nach ACTH-Stimulation wurden nach 3 h Lagerung bei Raumtemperatur ebenfalls 10 min bei 3000 rpm und 4 °C abzentrifugiert und in jeweils ein Kryo-Röhrchen umgefüllt. Nach dem Einfrieren der Proben bei - 80 °C wurden diese gesammelt an das Referenzlabor Prof. J. Briegel, München, geschickt. Dort wurde die totale Serumkortisolkonzentration mit Hilfe eines Electro-chemiluminescense Immunoassays (ECLIA) vom Typ Elecsys® (Roche Diagnostics, Basel, Schweiz) nach den Herstellerangaben bestimmt.

III.3.3. LPS-Stimulation von Monozyten

Da nur Monozyten die entsprechenden CD-14-Oberflächenrezeptoren besitzen, wurde zur Bestimmung der monozytären IL-6-, IL-10- und TNF-α-Sekretion eine heparinisierte Vollblutprobe mit einem LPS-Stimulationsmedium versetzt. Hinsichtlich dieser Zytokine sollte die

Sezernierungsrate pro 1000 Monozyten zwischen den einzelnen Patientengruppen verglichen werden. Unter Verwendung pyrogenfreien Arbeitmaterials wurden unter der Sterilbank zwei Eppendorf-Röhrchen, die je 500 µl LPS-Stimulationsmedium der Konzentration 500 pg/ml (Stock L 4516, Sigma Chemical, St. Louis, USA) enthielten, mit jeweils 50 µl heparinisiertem Vollblut befüllt und anschließend für 4 h bei 37 °C unter 5 % CO_2 (Heraeus Instruments, Berlin) inkubiert. Dann wurden die Röhrchen zur Gewinnung des Plasmas 5 min bei 2500 rpm und 4 °C abzentrifugiert und der Überstand in jeweils zwei Proben zu 250 µl bei -80 °C eingefroren.

III.3.4. Zytokinbestimmung

III.3.4.1. Messprinzip

Zur Konzentrationsbestimmung der Interleukine IL-6, IL-8 und IL-10 sowie von TNF-α im Plasma und nach LPS-Stimulation dienten die in Tab. 4 aufgeführten Enzyme-linked immunosorbent assays (ELISA) nach der „Sandwich-Methode" (BD Biosciences, San Diego, USA). Die Plasmaproben wurden aus EDTA-haltigen Monovetten entnommen. Der Enzymimmunassay basiert auf dem Prinzip, dass ein gegen das zu bestimmende Zytokin gerichteter spezifischer Antikörper (Capture-Antikörper) auf einer Mikrotiterplatte gebunden vorliegt. Nach Inkubation mit der Plasmaprobe bilden sich Antikörper-Antigen-Komplexe. In einem darauf folgenden Schritt wird ein zweiter Antikörper (Detektionsantikörper) hinzugegeben, der an ein anderes Epitop des Zytokins bindet und zusätzlich das Enzym Peroxidase trägt. Abschließend wird dem Reaktionsansatz ein chromogenes Substrat hinzugegeben, das durch das Enzym Peroxydase gespalten wird. Die Zytokinkonzentration kann dann photometrisch über die Messung der Extinktion und einen Vergleich mit entsprechenden Enzymaktivitätsstandards ermittelt werden.

III.3.4.2. Messprotokoll

Die Aufbereitung der tiefgefrorenen Blutproben zur ELISA-Zytokinbestimmung umfasste folgende Arbeitsschritte:

1. Herstellung eines 0,1 M Carbonat-Puffers mit einem pH-Wert von 9,5: 4,2 g $NaHCO_3$ und 1,78 g Na_2CO_3 wurden in 500 ml Aqua dest. gelöst.

2. Verdünnung des Capture-Antikörpers des jeweiligen ELISA-Sets (BD Biosciences, San Diego, USA; Tab. 1) mit dem Carbonat-Puffer im Verhältnis 1 : 250;

3. Befüllen aller Kavitäten der Mikrotiterplatte mit je 100 µl des jeweiligen verdünnten Capture-Antikörpers, Abkleben der Platte und Inkubation über Nacht bei 4 °C. Bei der Bestimmung von IL-10 musste bei Raumtemperatur inkubiert werden.

Am folgenden Tag:

4. Herstellung eines Waschpuffers aus Phosphate Buffered Saline (PAA Laboratories GmbH, Linz, Österreich) und 0,05 % Tween-20 (Sigma Chemical, St. Louis, USA) sowie eines Verdünnungspuffers aus PBS mit 10 % inaktiviertem fetalen Kälberserum (PAA Laboratories GmbH, Linz, Österreich);

5. Dreimaliges Waschen der Mikrotiterplatte mit jeweils 300 µl Waschpuffer (Mikrotiterplatten-Waschgerät 812 SW1®, LAB-Instruments, Straßburg, Frankreich) und anschließendes Ausklopfen;

6. Auffüllen aller Kavitäten mit jeweils 200 µl des Verdünnungspuffers, Inkubation bei Raumtemperatur für 1 h und dreimaliges Waschen wie unter 5. beschrieben;

7. Rekonstitution des jeweiligen lyophylisierten rekombinanten Zytokins mit Aqua dest. und Herstellung einer Standardreihe durch 1 : 2 Verdünnung mit dem Verdünnungspuffer gemäß der Angabe des Herstellers.

8. Auftauen der Plasmaproben bei Raumtemperatur, Befüllen der entsprechenden Kavitäten der Mikrotiterplatte mit jeweils 100 µl Plasma bzw. Standard (Doppelbestimmung aller Proben);

9. Inkubation bei Raumtemperatur für 2 h und anschließend fünfmaliges Waschen wie unter 5. beschrieben;

10. Herstellen des Detektionreagenz: Verdünnung des jeweiligen biotinylierten Detektionsantikörpers und des jeweiligen Detektionsenzyms (Tab. 1) mit Verdünnungspuffer im Verhältnis 1 : 250;

Tabelle 4. Übersicht der verwendeten ELISA-Sets und Detektionsenzyme

Nr.	ELISA-Set	Detektionsenzym
1	BD OptEIA® Set Human IL-6	Streptavidin-HRP
2	BD OptEIA® Set Human IL-8	Streptavidin-HRP
3	BD OptEIA® Set Human IL-10	Avidin-HRP
4	BD OptEIA® Set Human TNF-α	Avidin-HRP

HRS = horseradish Peroxidase

11. Befüllen der Kavitäten der Mikrotiterplatte mit jeweils 100 µl Detektionsreagenz, Inkubation bei Raumtemperatur für 1 h, dann siebenmaliges Waschen wie unter 5. beschrieben;

12. Herstellen der Substratlösung aus Tetramethylbenzidine und Wasserstoffperoxid (TMB-Set, Pharmingen, San Diego, USA) und Befüllen aller Kavitäten der Mikrotiterplatte mit jeweils 100 µl dieser Lösung;

13. Inkubation für 30 Minuten bei Raumtemperatur im Dunkeln, dann Abstoppen der Enzymreaktion durch Zugabe von 50 µl einer 1 mmol/l Schwefelsäure;

14. Photometrische Messung der Extinktion bei 450 nm (Korrektur 570 nm) und Berechnung der Zytokinkonzentration (Dynatech MR 5000®, Billinghurst, England;

15. Normierung der nach LPS-Stimulation gemessenen Zytokinkonzentrationen auf 1000 Monozyten.

III.3.5. Differentialblutbild und HLA-DR-Expressionsdichte

III.3.5.1. Messprinzip

Der prozentuale Anteil der Monozyten und deren HLA-DR-Rezeptordichteexpression (Abb. 1) wurden mittels Durchflusszytometrie bestimmt. Das Kernstück eines Durchflusszytometers ist ein Argon-Ionen-Laser-Strahl, den die Leukozyten in einer Trägerflüssigkeit einzeln passieren. Das Vorwärtsstreulicht (FSC) gibt Aufschluss über die Zellgröße, das Seitwärtsstreulicht (SSC) erlaubt eine Aussage über die Zellgranularität. Trägt man die Streuungen gegeneinander auf, kann der prozentuale Anteil der leukozytären Subpopulationen anhand der spezifischen Charakteristika bestimmt werden. Die Errechnung der Gesamtmonozytenzahl pro nl erfolgte mit Hilfe der im Cell-Dyn 1600® gemessenen Leukozytenzahl und des prozentualen Anteils der Monozyten im durchflusszytometrisch ermittelten Differentialblutbild.

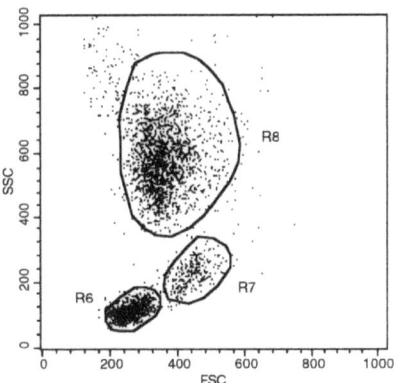

Abbildung 1. Leukozytäre Subpopulationen (Gate R7: Monozyten; im Vergleich groß und wenig granuliert; Gate R6: Lymphozyten; Gate R8: Granulozyten); x-Achse: FSC; y-Achse: SSC

Zusätzlich ermöglicht die Durchflusszytometrie die Identifizierung und Quantifizierung von Molekülen auf der Zelloberfläche. Vor der Messung werden die Monozyten mit einem gegen HLA-DR-gerichteten, fluorochrom-markierten monoklonalen Antikörper markiert. Der Laserstrahl regt Elektronen des Fluorochroms an, die beim Zurückfallen auf ein niedrigeres Energieniveau Licht einer bestimmten Wellenlänge emittieren. Die Klassifizierung erfolgt dabei anhand der charakteristischen Lichtstreuung und der monozytenspezifischen CD-14-Fluoreszenz bei 575 nm. Anhand der mittleren Fluoreszenzintensität kann die HLA-DR-Expressionsdichte des Monozyten bestimmt werden. Die Messung erfolgte an einem Durchflusszytometer des Typs FACScan® (Becton Dickinson, San Jose, USA), die Auswertung auf einem Power Macintosh G3 (Apple Computer, Cupertino, USA) unter Verwendung der gerätespezifischen CellQuest® Software.

III.3.5.2. Messprotokoll

Die Weiterverarbeitung der auf Eis gelagerten EDTA-Vollblutproben erfolgte direkt nach Ankunft im Labor nach folgender Messvorschrift:

1. Pipettieren von 50 µl Blut in ein Polystyrol-Röhrchen und Versetzen mit 20 µl des fluorochrom-markierten Antikörperpaares (Anti-HLA-DR Phykoerythin (PE)/ Anti-CD-14-PerCP, Becton Dickinson, San Jose, USA);

2. Nach gründlicher Durchmischung der Probe (Vortex Genie 2®, Scientific Industries, Bohemia, USA) erfolgte eine Inkubation bei 4 °C für 20 min;

3. Im Anschluss: Zugabe von 0,5 ml einer 1 : 10 verdünnten BD FACS®-Lysing Solution (BD Biosciences, SAN Jose, USA). Die Probe wurde gut durchmischt und 10 min im Dunklen bei Raumtemperatur inkubiert, anschließend 5 min Zentrifugation bei 1200 rpm und 4 °C (Megafuge 1.0 R.®, Heraeus Instruments, Berlin);

4. Absaugen des Überstandes, Zugabe von 2 ml Phosphate Buffered Saline (PAA Laboratories GmbH, Linz, Österreich) und erneute Abzentrifugation der Probe wie unter 3. beschrieben.

5. Letztmaliges Absaugen des Überstands und Resuspensierung mit 500 µl PBS, anschließend durchflusszytometrische Analyse.

Zur Kalibrierung wurden lyophilisierte Standartpartikel (QuantiBRITE® PE Beads, Becton Dickinson, San Jose, USA) verwendet, die mit 4 Phycoerythrin-Levels konjugiert waren. Der Einsatz erfolgte nach den Angaben des Herstellers.

III.3.6. Stickstoffmonoxidmetabolite Nitrit/Nitrat

III.3.6.1. Messprinzip

Die Konzentrationen von Nitrit und Nitrat im entproteinierten Serum wurde in zwei Stufen bestimmt, wie von Nüssler und Mitarbeitern (2002) beschrieben wurden. Nitrit konnte direkt gemessen werden, wohingegen Nitrat zunächst durch eine enzymkatalysierte Reaktion in Nitrit überführt werden musste. Beide Werte wurden photometrisch bestimmt und anschließend addiert.

III.3.6.2. Messprotokoll Nitritbestimmung

Eine Probe von 150 µl Serum, das zuvor 1 : 1 mit destilliertem Wasser verdünnt worden war, wurde in eine 96-Well-Mikrotiterplatte überführt und mit 75 µl 2,3-Diamino-naphthalin (DAN)-Lösung (158 µmol/l in 0,62 N HCl; Fluka, Buchs, Schweiz) und 75 µl 1,5 N HCl versetzt. Nach Durchmischung und fünfminütiger Inkubation bei Raumtemperatur wurde die entstandene Fluoreszenz mit einem Platten-Reader (Dynatech MR 5000®, Billinghurst, England) quantifiziert. Die Anregungswellenlänge betrug 370 nm, die Messung erfolgte bei 405 nm. Eine Standard-Eichreihe umfasste Konzentrationen von 0,15 bis 5 µmol/l Natriumnitrit. (Fluka, Buchs, Schweiz).

III.3.6.3. Messprotokoll Nitratbestimmung

Mittels einer bakteriellen Nitrat-Reduktase wurde zunächst Nitrat in Nitrit umgewandelt, dessen Konzentration anschließend nach der oben beschriebenen Methode zu bestimmen war. Eine Probe von 150 µl Serum, die zuvor 1 : 1 mit destilliertem Wasser verdünnt worden war, wurde in eine 96-Well-Mikrotiterplatte überführt und mit 10 µl Flavin-Adenin-Dinukleotid (FAD-Na$_2$; 108 µmol/l), 10 µl reduziertem β-Nicotinamid-Adenin-Dinukleotidphosphat (NADPH-Na$_4$; 3,2 mmol/l) und 0,1 U Nitrat-Reduktase (Boehringer, Mannheim) versetzt. Nach Durchmischung und Inkubation unter Lichtausschluss für 45 Minuten bei 30 °C erfolgte die Nitritbestimmung. Eine Standard-Eichreihe umfasste die Konzentrationen von 0,15 bis 5 µmol/l Kaliumnitrat (Fluka, Buchs, Schweiz).

III.4. Datenverarbeitung und statistische Auswertung

Alle ermittelten Daten wurden mit Hilfe des „Statistical Package for the Social Sciences", (SPSS Inc.®, Version 14, Chicago, USA) analysiert. Die Gruppenunterschiede im Immunprofil bei nicht-verbundenen Stichproben wurden mit dem Mann-Whitney-U-Test überprüft. Die Ergebnisse wurden auf der Basis von Median und 25- und 75 %-Perzentile als Boxplot präsentiert. Statistische Signifikanz wurde jeweils durch eine Wahrscheinlichkeit (p) zur Annahme der Nullhypothese von $p < 0,05$ (zweiseitig) definiert. Die Korrelationskoeffizienten wurden bei intervallskalierten Daten parametrisch nach Pearson beziehungsweise bei ordinalskalierten Daten nicht-parametrisch nach Spearman berechnet.

III.5. Liste der verwendeten Einmalartikel

Blutmonovette; 1 x 10 ml EDTA	(1)
Blutmonovette; 1 x 2,5 ml EDTA	(1)
Blutmonovette; 3 x 5,5 ml Serum	(1)
Blutmonovette; 1 x 5,5 ml Li Heparin	(1)
Blutmonovette; 1x 2,5 ml Citrat	(1)
Pipetten, 10 µl; 10 bis 100 µl; 100 bis 1000 µl; 1000 µl,	(2)
Pipettenspitzen blau, 100 bis 1000 µm, 72 mm	(1)
Pipettenspitze gelb, 1 bis 100 µm, 51 mm;	(1)
Polypropylen Röhrchen, 1.5 ml	(1)
Polystyrol Reagenzglas, 12 mm x 75 mm;	(3)
Polystyrol Reagenzglas, 15 ml;	(3)
Polystyrol Reagenzglas, EDTA-K, 10 ml	(1)
Serologische Pipetten, 1 ml;	(3)
Serologische Pipetten, 5 ml;	(3)
Serologische Pipetten, 10 ml;	(3)

(1) = Sarstedt (Nümbrecht)

(2) = Eppendorf (Hamburg)

(3) = Becton Dickinson (Heidelberg)

IV. ERGEBNISSE

Im ersten Abschnitt werden die allgemeinen Patientencharakteristika präsentiert. Es erfolgen die Zuordnung des Patientenkollektivs nach dem Deltakortisol- und Basalkortisolkonzept sowie die Patientenaufteilung auf der Vierfeldertafel.

Im zweiten Teil der Ergebnisse werden die Immunprofile, Vitalparameter und die Punktzahlen der Scores zum Krankheitschweregrad präsentiert. Zur Darstellung wurde folgende Reihenfolgt gewählt: Zuerst werden die Messwerte der Nonresponder und Responder nach dem Deltakortisolkonzept der rNNRI in Textform und als Boxplots aufgeführt. Zum Vergleich werden basalniedrige und basalhohe Patienten nach dem Basalkortisolkonzept der rNNRI konsekutiv angeführt. Im Anschluss kommen die Ergebnisse der Gegenüberstellung beider Konzepte der rNNRI auf der Vierfeldertafel zur Darstellung. Statistisch signifikante Unterschiede werden in der Tabellenunterschrift angegeben.

IV.1. Beschreibung des Patientenkollektivs

Für die CORTICUS-Studie wurden in Berlin 84 Patienten im septischen Schock eingeschlossen: 59 (70 %) männliche und 25 (30 %) weibliche Studienteilnehmer. Als Infektionsfokus wurde bei 38 Patienten (45 %) eine Peritonitis und bei 18 (21 %) eine Pneumonie diagnostiziert. Bei 4 Patienten (5 %) lag ein Polytrauma vor, bei 21 Patienten (25 %) wurden andere Auslöser des septischen Schocks vermutet. In Tab. 5 sind diese Häufigkeiten sowie das Alter, Körpergröße und Körpergewicht der Patienten aufgeteilt nach der Deltakortisol- und Basalkortisoldefinition der rNNRI angegeben. Der Vergleich sämtlicher Patientencharakteristika lieferte keine statistisch signifikanten Unterschiede. Dies galt auch für den Vierfeldertafelvergleich, weswegen auf eine tabellarische Darstellung dieser Werte verzichtet wurde.

Tabelle 5. Patientencharakteristika nach der Deltakortisol- und Basalkortisolaufteilung

Patienten (n)	Deltakortisol (µg/dl)		Basalkortisol (µg/dl)	
	≤ 9	> 9	≤ 15	> 15
männlich	21	38	16	43
weiblich	07	18	04	21
Alter	66 [55; 72]	67 [57; 77]	61 [46; 75]	68 [57; 76]
Körpergröße	173 [166; 178]	173 [165; 178]	170 [167; 180]	174 [165; 178]
Körpergewicht	80 [70; 90]	75 [65; 85]	74 [64; 85]	78 [68; 86]
Pneumonie	05	13	09	09
Absomen	14	24	07	31
Polytrauma	03	01	00	04
Andere	05	16	04	17

n = Anzahl, Alter in Jahren, Körpergröße in cm, Körpergewicht in kg

IV.1.1. Deltakortisolaufteilung

Nach dem Deltakortisolkonzept der rNNRI ergaben sich folgende Häufigkeiten der Patienten (Tab. 6).

Tabelle 6. Patientenaufteilung nach dem Deltakortisolkonzept der rNNRI

Deltakortisol (µg/dl)	Patienten (n)
≤ 9	28 (33 %)
> 9	56 (67 %)

n = Anzahl

IV.1.2. Basalkortisolkonzept

Nach der Basalkortisoldefinition der rNNRI zeigte sich die in Tab. 7 dargestellte Verteilung.

Tabelle 7. Patientenaufteilung nach Basalkortisolkonzept der rNNRI

Basalkortisol (μg/dl)	Patienten (n)
≤ 15	20 (24 %)
> 15	64 (76 %)

n = Anzahl

IV.1.3. Vierfeldertafelaufteilung

Die Aufteilung der Patienten in der Vierfeldertafel erbrachte die in Tab. 8 zusammengefassten Ergebnisse.

Tabelle 8. Vierfeldertafelaufteilung der Patienten

Deltakortisol (μg/dl)	Basalkortisol (μg/dl)	
	≤ 15	> 15
≤ 9	3 (4 %)	25 (30 %)
> 9	17 (20 %)	39 (46 %)

IV.2. Serumkortisolkonzentrationen und klinische Daten zum Krankheitsschweregrad

IV.2.1. Serumkortisolkonzentrationen

Die Serumkortisolkonzentrationen der 28 Nonresponder und 56 Responder (Abb. 3) vor dem ACTH-Stimulationstest unterschieden sich nicht signifikant (p = 0,314). Entsprechend der Definition war der Deltakortisolanstieg zwischen Nonrespondern und Respondern signifikant unterschiedlich (4,8 µg/dl [2,9; 7,7] vs. 13,7 µg/dl [10,7; 18,4]; p < 0,001).

Nach der Basalkortisoldefinition der rNNRI unterschieden sich die Höhen der Kortisolspiegel zwischen basalniedrigen und basalhohen Patienten signifikant (p < 0,001). Die durchschnittliche Basalkortisolkonzentration aller 84 Studienteilnehmer betrug 22 µg/dl [15,7; 32,6].

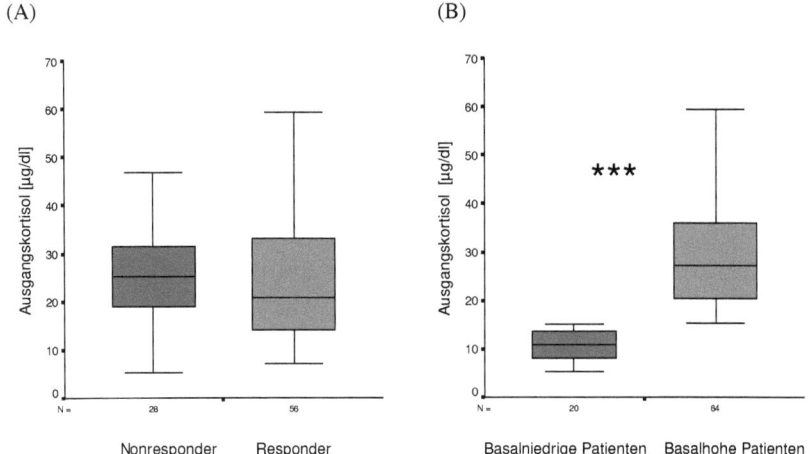

Abbildung 3. Kortisolkonzentration der Gruppen Deltakortisol (A) und Basalkortisol (B); *** p < 0,001, N = Anzahl

Auf der Vierfeldertafel (Tab. 9) zeigte sich, dass sich die Kortisolkonzentrationen basalniedriger Nonresponder signifikant von basalhohen Nonrespondern (p < 0,001), sowie basalniedrigen (p = 0,007) und basalhohen (p < 0,001) Respondern unterschieden. Der Übersichtlichkeit halber wurden diese Unterschiede nicht in Tab. 9 eingezeichnet.

Tabelle 9. Basalkortisol (µg/dl) im Vierfeldertafelvergleich

Deltakortisol (µg/dl)	Basalkortisol (µg/dl)	
	≤ 15	> 15
≤ 9	6 [5; 8]	27 [21; 34]
> 9	11 [9; 14]	27 [20; 37]

*** p < 0,001, ▲▲▲ p < 0,001

IV.2.2. Mittlerer arterieller Blutdruck und Noradrenalinverbrauch

Der mittlere arterielle Blutdruck (Abb. 4) war zwischen Nonrespondern und Respondern nicht signifikant unterschiedlich (p = 0,578). Auch im Noradrenalinverbrauch (Abb. 5) unterschieden sich Nonresponder nicht signifikant von Respondern (p = 0,769).

Zwar konnte zwischen basalniedrigen und basalhohen Patienten kein signifikanter Unterschied zwischen den mittleren arteriellen Blutdrücken ermittelt werden (p = 0,784), dafür benötigten basalniedrige Patienten signifikant weniger Noradrenalin als basalhohe Patienten (p = 0,026).

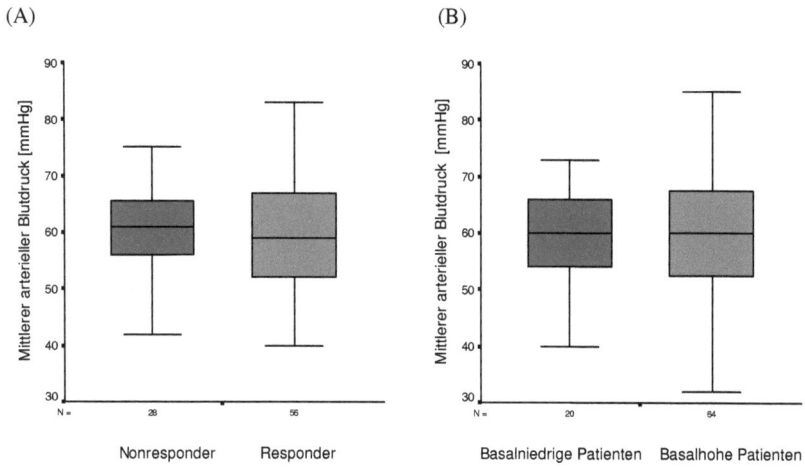

Abbildung 4. Mittlerer arterieller Blutdruck der Gruppen Deltakortisol (A) und Basalkortisol (B); N= Anzahl

Die Gegenüberstellung der mittleren arteriellen Blutdrücke auf der Vierfeldertafel lieferte die in Tab. 10 zusammengefassten, statistisch nicht signifikant unterschiedlichen Werte.

Tabelle 10. Mittlerer arterieller Blutdruck (mmHg) im Vierfeldertafelvergleich

Deltakortisol (µg/dl)	Basalkortisol (µg/dl)	
	≤ 15	> 15
≤ 9	63 [60; 63]	60 [54; 69]
> 9	58 [53; 69]	60 [50; 67]

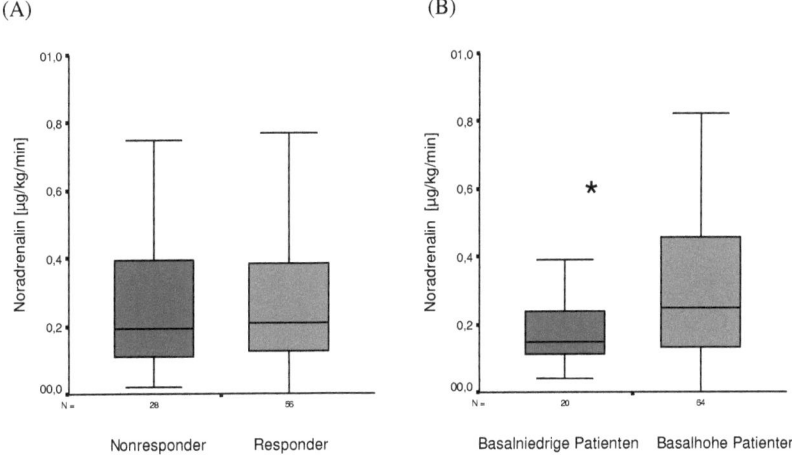

Abbildung 5. Noradrenalinverbrauch in den Gruppen Deltakortisol (A) und Basalkortisol (B);
* p = 0,026, N = Anzahl

Der Noradrenalinverbrauchs der Patientengruppen im Vierfeldertafelvergleich ist in Tab. 11 zusammengefasst.

Tabelle 11. Noradrenalinverbrauch (µg/kg/min) im Vierfeldertafelvergleich

Deltakortisol (µg/dl)	Basalkortisol (µg/dl)	
	≤ 15	> 15
≤ 9	0,25 [0,24; 0,39]	0,18 [0,09; 0,42]
> 9	0,14 [0,11; 0,19]	0,29 [0,14; 0,52]

* p < 0,03, ** p < 0,004

IV.2.3. SAPS II- und SOFA-Score

Der SAPS II-Score (Abb. 6) der letzten 24 h vor Studieneinschluss wies zwischen Nonrespondern und Respondern keinen signifikant unterschiedlichen Punktwert auf (p = 0,988). Der SOFA-Score (Abb. 7) lieferte ebenfalls nahezu identische Ergebnisse für diesen Zeitraum (p = 0,528). Der SAPS II- sowie der SOFA-Score der Nonresponder korrelierten nicht mit der Basalkortisolkonzentration (r = 0,012; r = 0,080). Bei Respondern konnte dagegen eine Korrelation des SAPS II- sowie des SOFA-Scores mit der Basalkortisolkonzentration berechnet werden (r = 0,535, p < 0,001; r = 0,537, p < 0,001).

Der SAPS II-Score (Abb. 6) zeigte für basalhohe Patienten einen in der Tendenz höheren Krankheitsschweregrad als für basalniedrige Patienten an (p = 0,071), der SOFA-Score (Abb. 7) wies einen signifikant höheren Punktwert auf (p = 0,017). Zwar korrelierten bei basalhohen Patienten der SAPS II- sowie der SOFA-Score mässig mit der Basalkortisolkonzentration (r = 0,268, p = 0,033; r = 0,301, p = 0,016), bei basalniedrigen Patienten konnten jedoch keine signifikanten Korrelationen gezeigt werden (r = 0,168; r = 0,408).

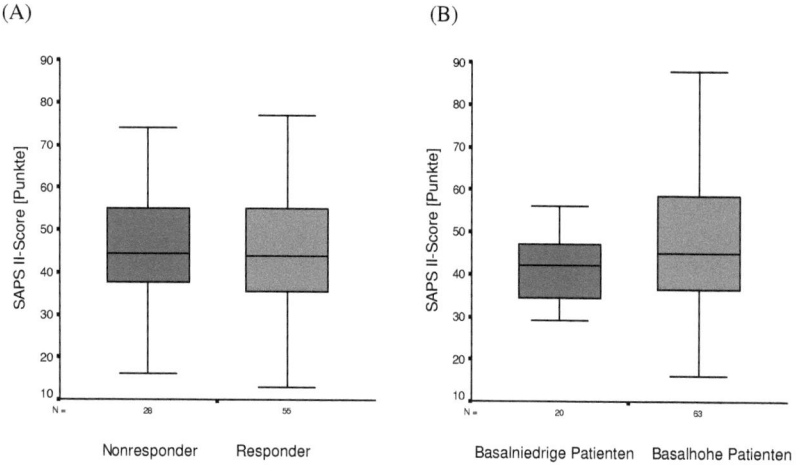

Abbildung 6. SAPS II-Score in den Gruppen Deltakortisol (A) und Basalkortisol (B); N = Anzahl

Die Punktzahlen des SAPS II-Scores und signifikante Unterschiede im Vierfeldertafelvergleich sind in Tab. 12 aufgeführt.

Tabelle 12. SAPS II-Score (Punkte) im Vierfeldertafelvergleich

Deltakortisol (µg/dl)	Basalkortisol (µg/dl)	
	≤ 15	> 15
≤ 9	47 [34; 52]	44 [38; 59]
> 9	40 [34; 47] ←*→	48 [36; 59]

* p < 0,041

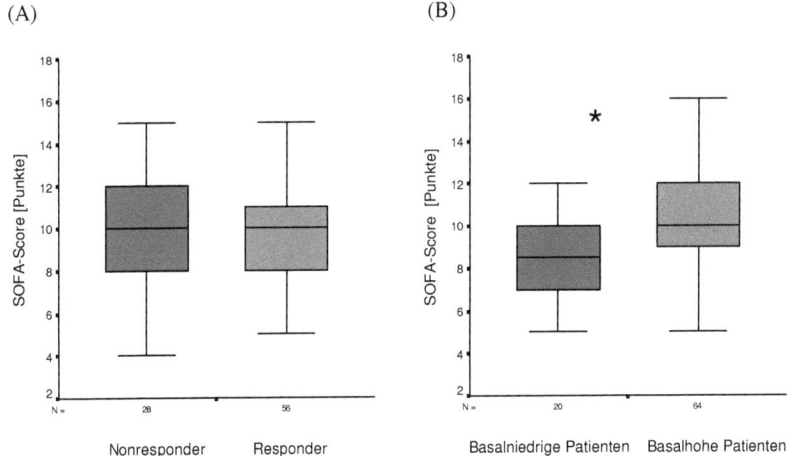

Abbildung 7. SOFA-Score in den Gruppen Deltakortisol (A) und Basalkortisol (B);
* p < 0,017, N = Anzahl

In Tab. 13 sind die Ergebnisse des Vierfeldertafelvergleichs für den SOFA-Score zusammengefasst.

Tabelle 13. SOFA-Score (Punkte) im Vierfeldertafelvergleich

Deltakortisol (µg/dl)	Basalkortisol (µg/dl)	
	≤ 15	> 15
≤ 9	10 [8; 11]	10 [8; 12,5]
> 9	8 [7; 10]	10 [9; 12]

** p = 0,047, ▲▲ p = 0,015

IV.3. Immunprofil

IV.3.1. Monozyten

Die Anzahl der Monozyten im Vollblut (Abb. 8) bei Nonrespondern war nur geringfügig höher als bei Respondern (p = 0,563). Dagegen wurde bei basalniedrigen Patienten eine signifikant höhere Monozytenanzahl als bei basalhohen Patienten gemessen (p = 0,029).

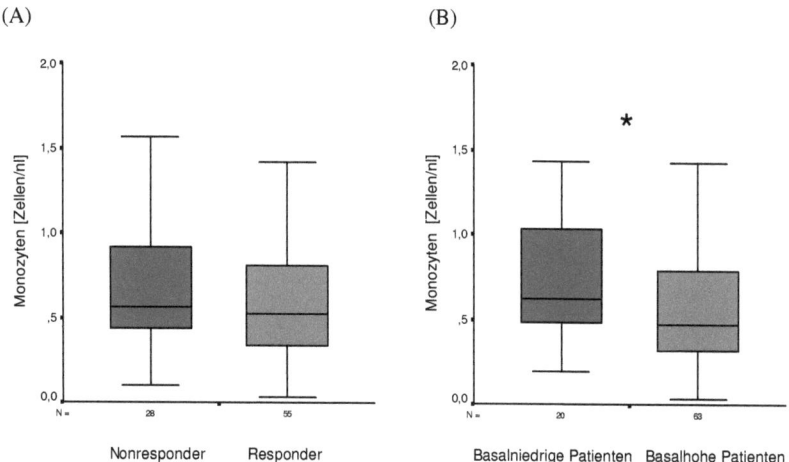

Abbildung 8. Monozytenanzahl in den Gruppen Deltakortisol (A) und Basalkortisol (B); * p = 0,029, N = Anzahl

Die Gegenüberstellung der Monozytenanzahl auf der Vierfeldertafel lieferte die in Tab. 14 zusammengefassten Werte.

Tabelle 14. Monozytenanzahl (pro nl) im Vierfeldertafelvergleich

Deltakortisol (µg/dl)	Basalkortisol (µg/dl)	
	≤ 15	> 15
≤ 9	0,44 [0,19; 1,43]	0,57 [0,44; 0,92]
> 9	0,63 [0,54; 1,04] ←**→	0,44 [0,28; 0,78]

** p < 0,005

IV.3.2. Interleukin-6

IV.3.2.1. IL-6-Konzentration im Plasma

Die Konzentration des Zytokins IL-6 im Plasma (Abb. 9) war bei Nonrespondern signifikant höher als bei Respondern (p = 0,007). Eine signifikante Korrelation zwischen dem Basalkortisolwert sowie dem IL-6-Spiegel konnte nur bei Respondern (r = 0,298, p = 0,026), nicht aber bei Nonrespondern hergestellt werden (r = 0,305, p = 0,114). Der SAPS II- sowie der SOFA-Score der Nonresponder korrelierten nicht mit der IL-6-Plasmakonzentration (r = 0,126; r = 0,121). Bei Respondern konnte ebenfalls keine Korrelationen des SAPS II- sowie des SOFA-Scores mit der IL-6-Plasmakonzentration gemessen werden (r = 0,155; r = 0,172).

Im Gegensatz dazu wurde bei basalniedrigen Patienten eine signifikant niedrigere IL-6-Konzentration als bei basalhohen Patienten festgestellt (p = 0,003). Eine Korrelation zwischen dem Basalkortisolwert sowie dem IL-6-Spiegel konnte weder bei Patienten mit ≤ 15 µg/dl Basalkortisol noch bei Patienten mit > 15 µg/dl Basalkortisol hergestellt werden (r = 0,249; r = 0,192). Der SAPS II- sowie SOFA-Score korrelierten weder bei basalniedrigen Patienten (r = 0,127; r = - 0.33) noch bei basalhohen Patienten (r = 0,089; r = 0,057) mit der IL-6-Plasmakonzentrationen.

(A) (B)

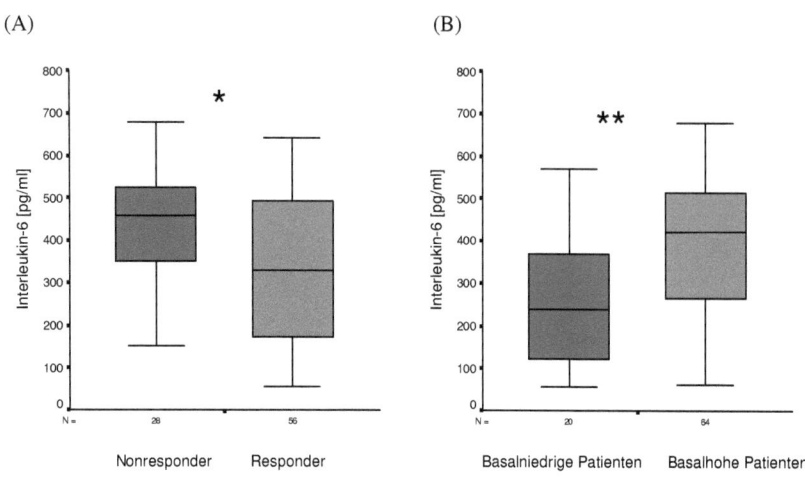

Abbildung 9. IL-6 im Plasma der Gruppen Deltakortisol (A) und Basalkortisol (B);
* p < 0,007, ** p < 0,003, N = Anzahl

Die Konzentrationen von IL-6 im Vierfeldertafelvergleich und resultierend signifikante Unterschiede sind in Tab. 15 aufgeführt.

Tabelle 15. IL-6 (pg/ml) im Vierfeldertafelvergleich

Deltakortisol (µg/dl)	Basalkortisol (µg/dl)	
	≤ 15	> 15
≤ 9	380 [356; 569]	461 [341; 524]
> 9	191 [120; 335]	379 [208; 512]

▲ p = 0,039, * p < 0,011, *** p < 0,0005

IV.3.2.2. IL-6-Konzentration nach Monozytenstimulation

Die IL-6-Freisetzung pro 1000 Monozyten nach LPS-Stimulation (Abb. 10) unterschied sich nicht signifikant zwischen Nonrespondern und Respondern (p = 0,786). Allerdings zeigte sich eine Korrelation zwischen der IL-6-Freisetzung pro 1000 Monozyten und der Basalkortisolkonzentration bei Nonrespondern (r = 0,512, p = 0,007), nicht aber bei Respondern (r = 0,251, p = 0,070).

Zwischen basalniedrigen und basalhohen Patienten wurde ebenfalls kein signifikanter Unterschied in der IL-6-Freisetzung pro 1000 Monozyten bestimmt (p = 0,267). Die Kotisolkonzentrationen von Patienten mit einem Basalkortisol ≤ 15 µg/dl sowie von Patienten mit > 15 µg/dl waren mit der jeweiligen IL-6-Freisetzung pro 1000 Monozyten korreliert (r = 0,499, p = 0,042; r = 0,439, p < 0,005).

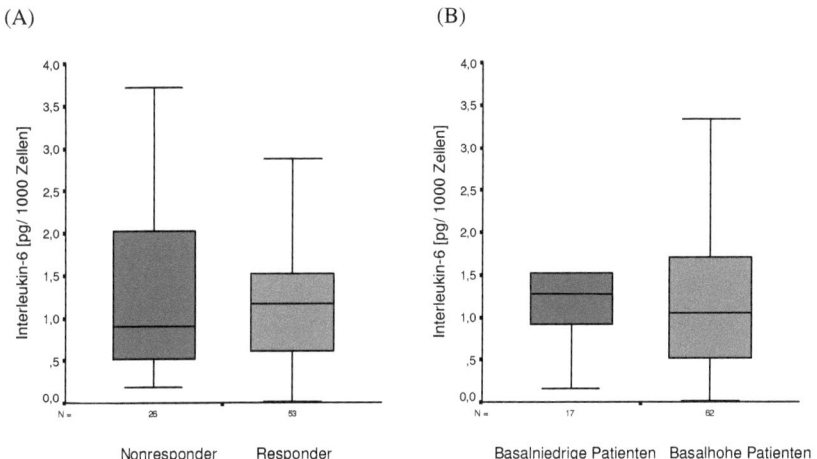

Abbildung 10. IL-6 nach Monozytenstimulation in den Gruppen Deltakortisol (A) und Basalkortisol (B); N = Anzahl

Die IL-6-Freisetzung pro 1000 Monozyten der Patientengruppen im Vierfeldertafelvergleich ist in Tab. 16 zusammengefasst. Signifikante Unterschiede wurden nicht gemessen.

Tabelle 16. IL-6 (pg/ 1000 Zellen) im Vierfeldertafelvergleich

Deltakortisol (µg/dl)	Basalkortisol (µg/dl)	
	≤ 15	> 15
≤ 9	4,7 [2,7; 6,8]	0,8 [0,5; 2]
> 9	1,3 [0,6; 1,5]	1,1 [0,5; 1,7]

IV.3.3. Interleukin-10

IV.3.3.1. IL-10-Konzentration im Plasma

Beim antiinflammatorisch wirksamen IL-10 (Abb. 11) ko nnte kein signifikanter Unterschied zwischen den Plasmakonzentrationen bei Nonrespondern und Respondern festgestellt werden (p = 0,069). Es wurden Korrelationen zwischen den IL-10-Spiegeln und den Basalkortisolkonzentrationen sowohl bei Nonrespondern als auch bei Respondern gefunden (r = 0,559, p = 0,002; r = 0,277, p = 0,04).

Basalniedrige Patienten verfügten über eine signifikant niedrigere IL-10-Konzentration als basalhohe Patienten (p < 0,001). Zudem wurden Korrelationen zwischen der IL-10- und Basalkortisolkonzentration sowohl bei basalniedrigen als auch basalhohen Patienten berechnet (r = 0,517, p = 0,02; r = 0,311, p = 0,013).

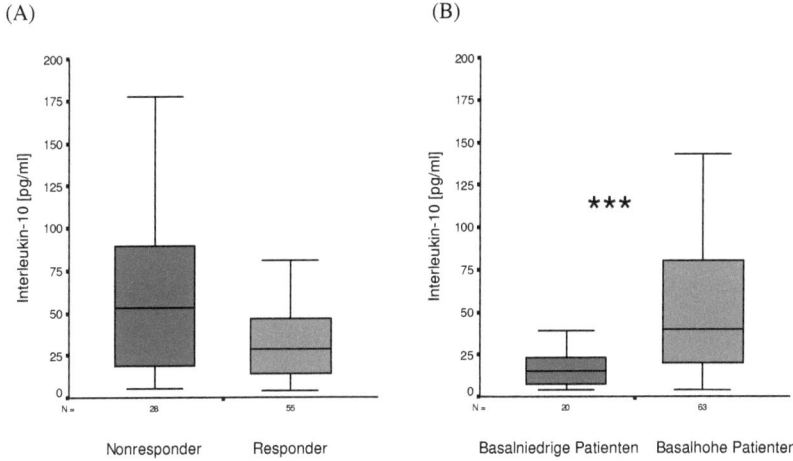

Abbildung 11. IL-10 im Plasma der Gruppen Deltakortisol (A) und Basalkortisol (B); *** p < 0,001, N = Anzahl

In Tab. 17 sind die Ergebnisse des Vierfeldertafelvergleichs für die IL-10-Konzentration im Plasma zusammengefasst.

Tabelle 17. IL-10 (pg/ml) im Vierfeldertafelvergleich

Deltakortisol (µg/dl)	Basalkortisol (µg/dl)	
	≤ 15	> 15
≤ 9	16 [13; 21]	54 [26; 114]
> 9	15 [5; 28]	35 [18; 64]

** p < 0,001, ▲▲p = 0,003

IV.3.3.2. IL-10-Konzentration nach Monozytenstimulation

Bei Nonrespondern und Respondern wurde nach Monozytenstimulation mit LPS eine identische IL-10-Freisetzung pro 1000 Monozyten (Abb. 12) gemessen (p = 0,831). Korrelationen mit der Basalkortisolkonzentration konnten nicht berechnet werden (r = 0,350; r = 0,156).

Basalniedrige Patienten wiesen im Vergleich zu basalhohen Patienten ebenfalls keine signifikant unterschiedliche IL-10-Freisetzung pro 1000 Monozyten auf (p = 0,805). Es zeigten sich zudem keine Korrelationen mit der Basalkortisolkonzentration (r = 0,176; r = 0,159,).

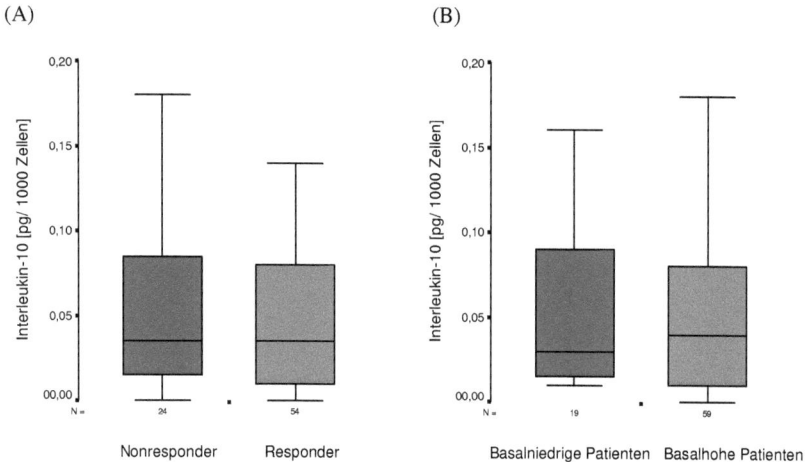

Abbildung 12. IL-10-Konzentration nach Monozytenstimulation in den Gruppen Deltakortisol (A) und Basalkortisol (B); N = Anzahl

Die Gegenüberstellung der IL-10-Konzentrationen nach Monozytenstimulation auf der Vierfeldertafel lieferte die in Tab. 18 zusammengefassten, nicht signifikant unterschiedlichen Ergebnisse.

Tabelle 18. IL-10 (pg/1000Zellen) im Vierfeldertafelvergleich

Deltakortisol (µg/dl)	Basalkortisol (µg/dl)	
	≤ 15	> 15
≤ 9	0,09 [0,02; 0,16]	0,04 [0,01; 0,08]
> 9	0,03 [0,01; 0,09]	0,04 [0,01; 0,09]

IV.3.4. Quotient Interleukin-6/ Interleukin-10

IV.3.4.1. Quotient IL-6/ IL-10 im Plasma

Anhand des Quotienten IL-6/ IL-10 im Plasma (Abb. 13) konnte kein signifikanter Unterschied zwischen Nonrespondern und Respondern festgestellt werden (p = 0,893). Zwischen dem Quotienten IL-6/ IL-10 und der Basalkortisolkonzentration wurde bei Nonrespondern eine mässige Korrelation (r = 0,378, p = 0,047) im Vergleich zu Respondern ohne signifikante Korrelation (r = 0,208) nachgewiesen.

Bei basalniedrigen Patienten wurde ein signifikant höherer Quotient als in der Vergleichsgruppe mit > 15 µg/dl Basalkortisol gemessen (p = 0,012). Basalniedrige Patienten zeigten eine Korrelation zwischen dem Quotienten IL-6/ IL-10 und der Basalkortisolkonzentration (r = 0,548, p = 0,012) im Gegensatz zu basalhohen Patienten (r = - 0,211).

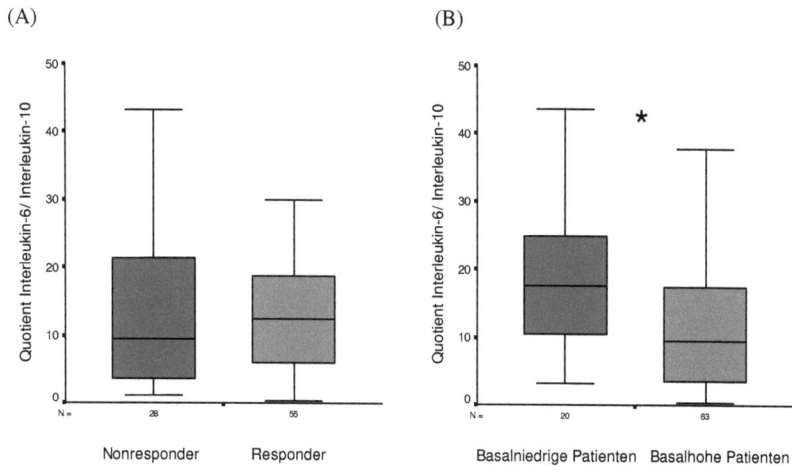

Abbildung 13. Der Quotient IL-6/ IL-10 im Plasma der Gruppen Deltakortisol (A) und Basalkortisol (B); * p < 0,012, N = Anzahl

Die IL-6/ IL-10-Plasmaquotienten mit einem signifikanten Unterschied im Vierfeldertafelvergleich sind in Tab. 19 aufgeführt.

Tabelle 19. Der Quotient IL-6/ IL-10 im Vierfeldertafelvergleich

Deltakortisol (µg/dl)	Basalkortisol (µg/dl)	
	≤ 15	> 15
≤ 9	24 [16,8; 43,2]	8,1 [3,0; 18,5]
> 9	16 [7,6; 24,8]	10,4 [3,6; 16,4]

* p < 0,024

IV.3.4.2. Der Quotient IL-6/ IL-10 nach Monozytenstimulation

Der Quotienten IL-6/ IL-10 nach Monozytenstimulation (Abb. 14) war zwischen Nonrespondern und Respondern nicht signifikant unterschiedlich (p = 0,800).

Ebenfalls unterschieden sich basalniedrige Patienten nicht signifikant von basalhohen Patienten (p = 0,556).

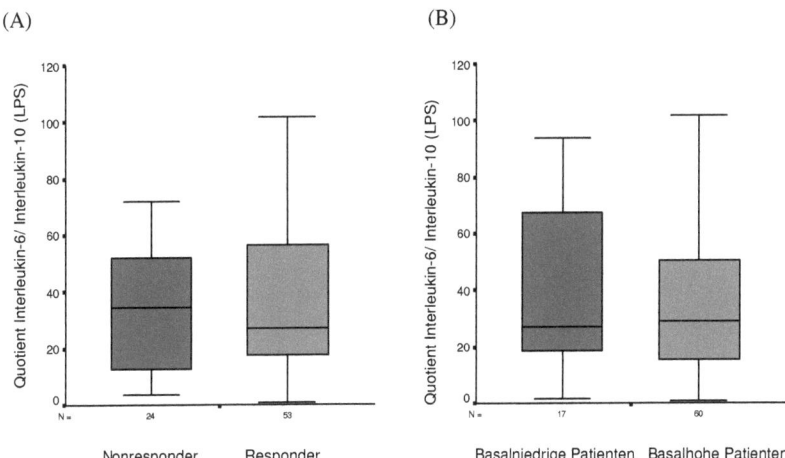

Abbildung 14. Der Quotient IL-6/ IL-10 nach Monozytenstimulation der Gruppen Deltakortisol (A) und Basalkortisol (B); N = Anzahl

Der Quotient IL-6/ IL-10 nach Monozytenstimulation im Vierfeldertafelvergleich ist in Tab. 20 zusammengefasst. Signifikante Unterschiede wurden nicht errechnet.

Tabelle 20. Quotient IL-6/ IL-10 nach Monozytenstimulation im Vierfeldervergleich

Deltakortisol (µg/dl)	Basalkortisol (µg/dl)	
	≤ 15	> 15
≤ 9	24 [16,8; 43,2]	34,4 [10,0; 51,3]
> 9	26,9 [18,7; 67,6]	27,0 [16,5; 48,1]

IV.3.5. Interleukin-8

Die Konzentration von IL-8 (Abb. 15) im Plasma der Nonresponder war nicht signifikant unterschiedlich von derjenigen der Responder (p = 0,855). Eine Korrelation zwischen dem Basalkortisol sowie IL-8 wurde sowohl bei Nonrespondern als auch bei Respondern berechnet (r = 0,428, p < 0,023; r = 0,533, p < 0,001).

Dagegen zeigten basalniedrige im Vergleich zu basalhohen Patienten eine signifikant niedrigere IL-8-Konzentration (p = 0,001). Nicht bei basalniedrigen Patienten (r = 0,287), aber bei basalhohen Patienten wurde eine Korrelationen zwischen der Basalkortisol- und der IL-8-Konzentration bestimmt (r = 0,446, p < 0,001).

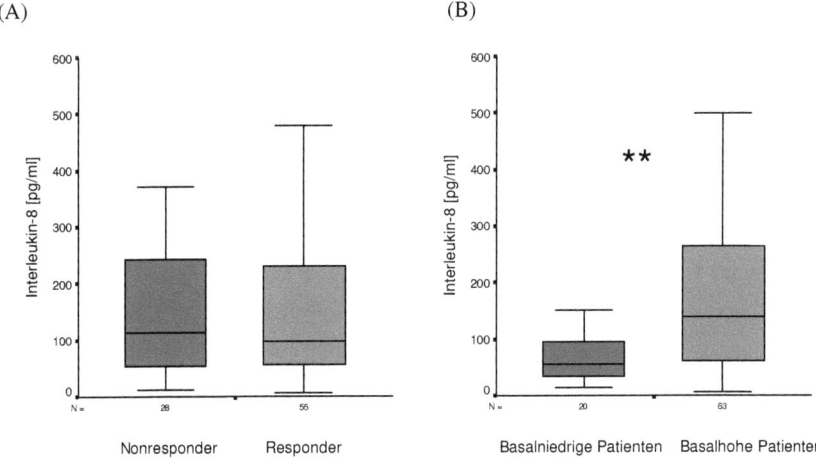

Abbildung 15. IL-8 im Plasma der Gruppen Deltakortisol (A) und Basalkortisol (B),
** p = 0,001; N = Anzahl

Die Gegenüberstellung der IL-8-Konzentrationen nach Monozytenstimulation auf der Vierfeldertafel lieferte die in Tab. 21 zusammengefassten Ergebnisse.

Tabelle 21. IL-8 (pg/ml) im Vierfeldertafelvergleich

Deltakortisol (µg/dl)	Basalkortisol (µg/dl)	
	≤ 15	> 15
≤ 9	57 [35; 238]	114 [53; 244]
> 9	55 [30; 95]	173 [62; 321]

* p = 0,015, ** p = 0,002

IV.3.6. Tumor-Nekrose-Faktor-α

Die Messung der TNF-α-Freisetzung pro 1000 Monozyten (Abb. 16) ergab für Nonresponder und Responder keine signifikant verschiedenen Konzentrationen (p = 0,826). Eine Korrelationen zur Basalkortisolkonzentration konnte nicht festgestellt werden (r = 0,226; r = 0,021).

Basalniedrige Patienten hingegen wiesen eine signifikant höhere TNF-α-Ausschüttung als basalhohe Patienten auf (p = 0,033). Es zeigte sich keine Korrelation zwischen der Basalkortisolkonzentration von Patienten mit ≤ 15 µg/dl Basalkortisol und der TNF-α-Freisetzung pro 1000 Monozyten (r = 0,230), aber bei Patienten mit > 15 µg/dl Basalkortisol (r = 0,262, p = 0,040).

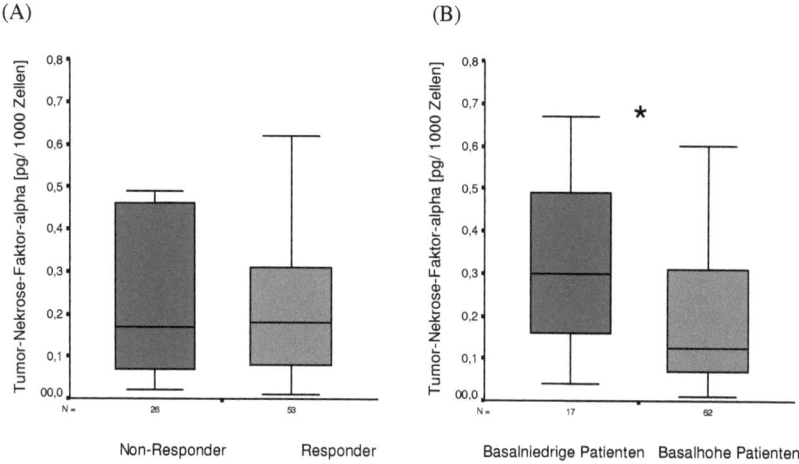

Abbildung 16. TNF-α-Konzentration nach Monozytenstimulation in den Gruppen Deltakortisol (A) und Basalkortisol (B), * p = 0,033; N = Anzahl

In Tab. 22 ist die TNF-α-Ausschüttung in der Vierfelderaufteilung der Patienten aufgeführt.

Tabelle 22. TNF-α-Konzentration (pg/1000 Zellen) im Vierfeldertafelvergleich

Deltakortisol (µg/dl)	Basalkortisol (µg/dl)	
	≤ 15	> 15
≤ 9	1,43 [0,49; 2,37]	0,12 [0,06; 0,37]
> 9	0,29 [0,14; 0,39]	0,13 [0,07; 0,3]

* p = 0,047

IV.3.7. HLA-DR-Expressionsdichte

Die Messung der Expressionsdichte der HLA-DR-Rezeptoren (Abb. 17) ergab zwischen Nonrespondern und Respondern keinen signifikanten Unterschied (p = 0,879). Die HLA-DR-Expressionsdichte bei Nonrespondern korrelierte weder mit der Basalkortisolkonzentration (r = - 0,208), der IL-10-Konzentration (r = - 0,315) noch dem SOFA-Score (r = 0,235). Bei Respondern wurden ebenfalls keine Korrelationen mit der Basalkortisolkonzentration (r = 0,103), der IL-10-Konzentration (r = -0,083,) oder dem SOFA-Score (r = 0,119) gemessen.

Ebenso unterschieden sich die HLA-DR–Expressionsdichten basalniedriger Patienten nicht von denen basalhoher Patienten (p = 0,373). Bei basalniedrigen Patienten wurden keine Korrelationen zwischen der HLA-DR-Expression und der Basalkortisolkonzentration (r = - 0,367) oder dem SOFA-Score (r = -0,122), allerdings eine inverse Korrelation mit der IL-10-Konzentration (r = - 0,498, p = 0,03) errechnet. Basalhohe Patienten wiesen keine Korrelationen mit der Basalkortisolkonzentration (r = 0,065) oder der IL-10-Konzentration (r = - 0,158) auf. Allerdings wurde eine positive Korrelation mit dem SOFA-Score berechnet (r = 0,298, p = 0,019).

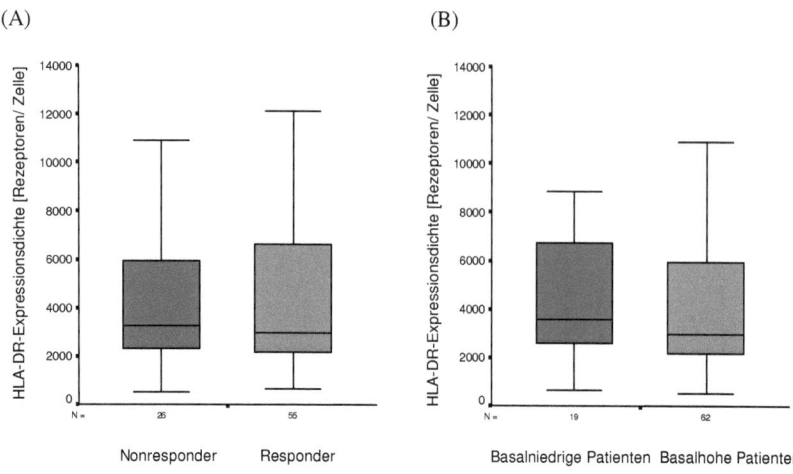

Abbildung 17. HLA-DR-Expressionsdichte in den Gruppen Deltakortisol (A) und Basalkortisol (B); N = Anzahl

Die HLA-DR-Expressionsdichten im Vierfeldertafelvergleich ohne signifikante Unterschiede sind in Tab. 23 aufgeführt.

Tabelle 23. HLA-DR-Expressionsdichte (pro Monozyt) im Vierfeldertafelvergleich

Deltakortisol (µg/dl)	Basalkortisol (µg/dl)	
	≤ 15	> 15
≤ 9	3589 [3274; 8869]	3143 [2315; 5912]
> 9	3607 [2413; 6751]	2923 [1084; 6651]

IV.3.8. Stickstoffmonoxidmetaboliten Nitrit/Nitrat

Der Vergleich der Nitrit/Nitrat-Konzentrationen (Abb. 18) zwischen Nonrespondern und Respondern ergab keinen signifikanten Unterschied (p = 0,255). Weder bei Nonrespondern noch bei Respondern wurden Korrelationen zur Basalkortisolkonzentration bestimmt (r = 0,42; r = 0,215). Allerdings imponierten bei Nonrespondern Korrelationen mit dem SAPS II- sowie SOFA-Score (r = 0,517, p = 0,05; r = 0,386, p = 0,042), was bei Respondern nicht der Fall war (r = 0,191; r = 0,098).

Dagegen fiel bei basalhohen Patienten eine signifikant höhere Nitrit/Nitat-Konzentration im Vergleich zu basalniedrigen Patienten auf (p = 0,004). Es konnte keine Korrelation zwischen der Nitrit/Nitrat-Konzentration und den Basalkortisolkonzentrationen bei Patienten mit ≤ 15 µg/dl oder > 15 µg/dl Basalkortisol gefunden werden (r = 0,128; r = 0,000), auch nicht zum SAPS II- oder SOFA-Score (r = 0,066; r = 0,129).

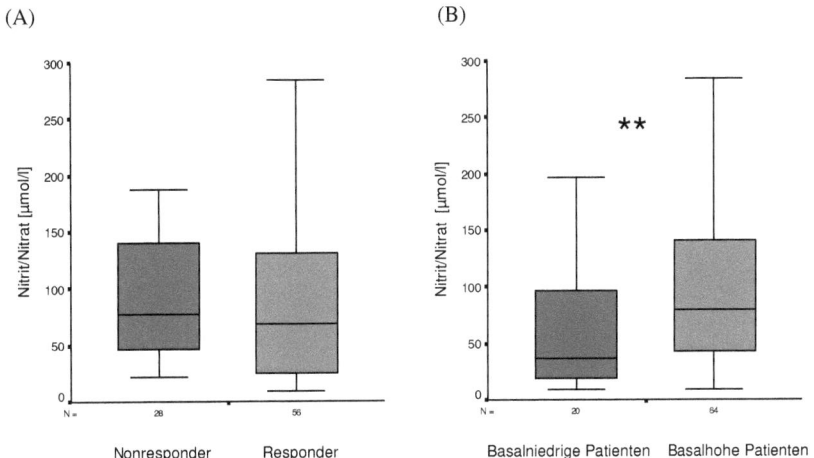

Abbildung 18. Nitrit/Nitrat-Konzentration im Plasma der Gruppen Deltakortisol (A) und Basalkortisol (B);** p = 0,004, N = Anzahl

Die Nitrit/Nitrat-Konzentrationen in der Vierfeldertafelaufteilung sind in Tab. 24 aufgeführt.

Tabelle 24. Nitrit/Nitrat-Konzentration (µmol/l) im Vierfeldertafelvergleich

Deltakortisol (µg/dl)	Basalkortisol (µg/dl)	
	≤ 15	> 15
≤ 9	82 [41; 119]	72 [46; 146]
> 9	28 [16; 89]	81 [42; 143]

* p = 0,007, ** p = 0,004

V. DISKUSSION

Im ersten Teil der Diskussion werden die Diagnostik der rNNRI anhand des Deltakortisol- und Basalkortisolkonzepts und die Ergebnisse der Kortisolmessungen in Bezug auf den Krankheitsschweregrad des Studienkollektivs erörtert. Im zweiten Teil werden die Immunprofildaten zu diesen beiden Patientenaufteilungen diskutiert und anschließend im dritten Teil der Diskussion auf der Vierfeldertafel gegenübergestellt. Es folgt das Fazit.

V.1. Diagnostik der rNNRI

Ziel dieser Dissertation war es, die Auswirkungen der rNNRI auf die Konzentrationen der ausgewählten proinflammatorischen und antiinflammatorischen Immunparameter bei Patienten im septischen Schock zu charakterisieren. Es sollte geprüft werden, ob die beiden Definitionen der rNNRI den für dieses Krankheitsbild angenommenen proinflammatorischen Immunstatus reflektieren. Als erstes Ergebnis konnte festgehalten werden, dass beide Definitionen der rNNRI unterschiedliche Patientenkollektive identifizierten. Nur eine Minderheit von 3 Patienten wies sowohl das Deltakortisol- als auch das Basalkortisolkriterium auf. Dieses Ergebnis verdeutlicht, dass die Definition sowie Diagnostik dieses uneinheitlichen Krankheitsbilds mit den momentan im klinischen Alltag verfügbaren Methoden große Schwierigkeiten bereiten.

Der Diskriminationspunkt von 9 µg/dl nach der Deltakortisolmethode identifizierte Nonresponder mit 4,8 µg/dl Deltakortisol und Responder mit 13,7 µg/dl Deltakortisol im Median. Die Anzahl der Nonresponder war mit 33% der Studienpatienten deutlich geringer im Vergleich zu der vielbeachteten multizentrischen Studie von Annane und Mitarbeitern (2002), in der 77 % als Nonresponder klassifiziert wurden. Dieser Unterschied könnte durch das eingeschlossenen Patientenkollektiv begründet sein: Nonresponder der Annane-Studie wiesen beispielsweise einen höheren SAPS II-Score auf (59 vs. 50 Punkte), hatten einen höheren Vasopressonrenbedarf (Noradrenalin 1,1 µg/kg/min vs. 0,5 µg/kg/min) und ein höheren Laktatwert im Blut (4,8 mmol/l vs. 4,3 mmol/l). Zudem differierte das Studiendesign. So lag das Zeitfenster zwischen Schockbeginn und Studieneinschluss in der Annane-Studie bei 8 Stunden im Vergleich zu 72 Stunden in der CORTICUS-Studie. Der Vergleich der Basalkortisolkonzentration zwischen Nonrespondern und Respondern lieferte kein signifikant unterschiedliches Ergebnis und bestätigte damit die Rationale für den ACTH-Stimulationstest.

Die Beobachtung mehrerer Autoren, dass hohe Basalkortisolspiegel mit einem relativ geringen Kortisolanstieg nach ACTH-Stimulation assoziiert sind (Bouachour et al., 1995; Marik und Zaloga, 2002), konnte in der vorliegenden Studie bestätigt werden: 3 von 20 Patienten (15 %) in der Patientengruppe mit ≤ 15 µg/dl Basalkortisol sowie 25 von 64 Patienten (39 %) mit > 15 µg/dl Basalkostisol wurden ermittelt. Je höher der Basalkortisolspiegel ist, desto höher ist die Inzidenz einer rNNRI. Aufgrund der ähnlich hohen Basalkortisolkonzentrationen erfüllten lediglich 3 Patienten beide Definitionen der rNNRI und fielen als basalniedrige Nonresponder auf. 85 % der Studienteilnehmer mit niedriger Basalkortisolkonzentration (17 von 20 Patienten) waren mit ACTH adäquat stimulierbar, wohingegen nur 61 % der Studienteilnehmer mit hoher Basalkortisolkonzentration (39 von 64 Patienten) eine Zunahme des Deltakortisols um > 9 µg/dl nach ACTH-Stimulation zeigten.

Im Hinblick auf die vermutete rNNRI wird in einer aktuellen Publikation beschrieben, dass dieses Krankheitsbild durch eine Serumkortisolkonzentration und Glukokortikoidaktivität gekennzeichnet sei, die, bemessen am Krankheitsschweregrad, inadäquat niedrig ist (Marik, 2009). Angesichts ähnlicher Basalkortisolkonzentrationen müssten die Nonresponder in unserer Studie also einen deutlich höheren Krankheitsschweregrad aufweisen. Zwischen Nonrespondern und Respondern konnten aber keine signifikant unterschiedlichen SAPS II- oder SOFA-Scorewerte festgestellt werden. Diese Beobachtung, allerdings bisher nicht publiziert, wurde auch im gesamten Kollektiv der CORTICUS-Studie gemacht (Sprung et al., 2008; persönliche Kommunikation mit Herrn PD Dr. Keh). Zudem benötigten Nonresponder keine höhere Noradrenalingabe zur Aufrechterhaltung des gleichen mittleren arteriellen Blutdrucks als Responder. In einer Studie von Soni und Mitarbeitern (1995), in der der APACHE-Score als Standardscore zur Einschätzung des Krankheitsschweregrades benutzt wurde, konnte ebenfalls kein signifikanter Unterschied zwischen Nonrespondern und Respondern erfasst werden.

Eine mögliche Ursache der herabgesetzten Stimulierbarkeit im Kortikotropintest könnte im Einfluss proinflammatorischer Zytokine und Peptide bestehen. Insbesondere IL-6 bewirkt eine von CRH- und ACTH-unabhängige Synthese und Freisetzung von Kortisol aus der NNR (Chrousos, 1995; Van den Berghe et al., 1998; Ligtenberg und Zijlstra, 2004). Bei den Nonrespondern in unserer Studie wurde eine signifikant höhere IL-6-Konzentration im Plasma gefunden. Eine Hypothese ist, dass in diesem Kollektiv die Kortisolfreisetzung aus der NNR bereits so stark stimuliert war, dass nach exogener ACTH-Stimulation das Deltakortisol im Median lediglich 4,8 µg/dl betrug. Ob bei diesen Nonrespondern ein tatsächlicher relativer Hormonmangelzustand bestand, bleibt letztlich ungeklärt, da zudem kein höherer Krankheitsschweregrad feststellbar war. Die schnellere hämodynamische Stabilisierung nach Hydrokortisongabe könnte auf das Vorliegen einer rNNRI hinweisen, was in der CORTICUS-Studie allerdings nicht abzubilden war (Sprung et al., 2008). In der Literatur wird eine rNNRI als Zustand beschrieben, in dem gemessen am Krankheitsschweregrad der Serumkortisolspiegel als relativ zu niedrig erscheint, die proinflammatorische Immunantwort zu kontrollieren (Cooper und Stewart, 2003; Marik, 2009). In den hier vorliegenden Daten wurde bei Respondern eine schwache Korrelation zwischen dem SAPS II- beziehungsweise dem SOFA-Score mit der Basalkortisolkonzentration bestimmt. Offenbar besteht eine Wechselbeziehung. Warum dies bei Nonrespondern nicht der Fall war, obwohl im Vergleich zu Respondern keine Unterschiede zwischen den Basalkortisolkonzentrationen oder dem Krankheitsschweregrad imponierten, könnte auf eine Abkoppelung dieses Kollektivs mit vermuteter rNNRI von den oben beschriebenen Zusammenhängen zwischen Serumkortisolkonzentration und Krankheitsschweregrad hindeuten.

Nach dem Diskriminationspunkt 15 µg/dl nach der Basalkortisoldefinition der rNNRI konnten ebenfalls zwei statistisch signifikant unterschiedliche Patientengruppen identifiziert werden. Basalniedrige Patienten hatten im Median lediglich 11 µg/dl, basalhohe Patienten 27 µg/dl totales Kortisol im Serum. Seit langem ist beschrieben, dass die Höhe der Kortisolkonzentration mit dem Krankheitsschweregrad korreliert (Melby, 1958; Annane et al., 2000; Cooper und Stewart, 2003; Kwon et al., 2007). Dies konnte in der vorliegenden Studie bestätigt werden. Im Vergleich zu basalniedrigen Patienten wurde festgestellt, dass basalhohe Patienten den tendentiell höheren SAPS II- und einen signifikant höheren SOFA-Scorewert aufwiesen. Die Berechnung eines positiven Korrelationskoeffizienten bestätigte den Zusammenhang zwischen der höheren Serumkortisolkonzentration und dem höheren SAPS II- sowie SOFA-Score bei basalhohen Patienten. Zudem benötigten diese Patienten mehr Noradrenalin zur Stabilisierung eines vergleichbaren mittleren arteriellen Bludrucks als basalniedrige Patienten. Dieses Ergebnis steht allerdings im Kontrast zu der postulierten Annahme von Cooper und Stewart (2003), dass nur niedrige Kortisolwerte eine rNNRI anzeigen. In der Zusammenschau können die Ergebnisse als Indizien dafür gewertet werden, dass bei den basalniedrigen Patienten unserer Studie zumindest keine objektivierbare rNNRI vorlag, da eine niedrigere Serumkortisolkonzentration durch einen geringeren Kortisolbedarf bei geringerem Krankheitsschweregrad erklärbar ist. Zudem zeigte die Betrachtung dieses Studienkollektivs auf der Vierfeldertafel, dass bei 85 % der basalniedrigen Patienten der Serumkortisolspiegel nach exogener ACTH-Zufuhr adäquat um

> 9 µg/dl anstieg. Eine primäre rNNRI ist bei diesen Patienten deshalb eher unwahrscheinlich. Eine Differenzierung zwischen primärer und sekundärer rNNRI kann dennoch nicht getroffen werden, da neben dem Deltakortisolanstieg die genaue Kenntnis anderer Parameter wie beispielsweise der endogenen ACTH-Konzentrationen sowie des Kortisolbedarfs in Relation zum Krankheitsstress erforderlich ist.

Bei den Studienteilnehmern mit > 15 µg/dl Basalkortisol konnte ein signifikant höherer IL-6-Spiegel gemessen werden. Somit kommt IL-6 als Stimulator der Kortisolsynthese in Betracht. Die Kombination von hohen IL-6- und hohen Basalkortisolkonzentrationen kann in diesem Studienkollektiv als Zeichen einer Immundysregulation im septischen Schock interpretiert werden. Wie in der Deltakortisolaufteilung imponierten hohe IL-6-Konzentrationen in Verbindung mit einer Nebennierenrindenfunktionsstörung, da lediglich noch 39 % den Patienten mit > 15 µg/dl Basalkortisol adäquat mit ACTH stimulierbar waren. Dieses Kollektiv hatte zudem den höchsten Noradrenalinverbrauch. Es ist bekannt, dass Katecholamine als zweites Endprodukt des Stresssystems die IL-6-Produktion stimulieren und letztlich die Proinflammation mit kontrollieren, da durch IL-6 die Glukokortikoidsynthese stimuliert, die Akute-Phase-Reaktion aktiviert und die TNF-α-Synthese herabreguliert werden (Chrousos, 1995). In der Zusammenschau ergibt sich für basalhohe Patienten also ein Immunprofil, das auf eine stärkere Aktivierung der HPA-Achse und des Immunsystems in Verbindung mit einem höheren Krankheitsschweregrad hinweist.

Die Diagnosemöglichkeiten der rNNRI im septischen Schock sind nicht nur durch die pathophysiologische Komplexität dieses Krankheitsbildes begrenzt, sondern werden auch durch eine Vielzahl an messtechnischen Limitationen erschwert. Die Reproduzierbarkeit der Ergebnisse des ACTH-Stimulationstests (Loisa et al., 2005) sowie einzelner Basalkortisolmessungen (Venkatesh et al., 2005) bei Patienten im septischen Schock ist bekanntermaßen gering. Zudem bereitet die laborchemische Bestimmung von Kortisol große Schwierigkeiten. So wurden signifikant unterschiedliche Kortisolkonzentrationen in Abhängigkeit von der Messmethode beschrieben (Cohen et al., 2006). Im Vergleich zu einer Referenzmethode wie der Massenspektrometrie können die Ergebnisse der mit Immunoassays gemessenen Kortisolkonzentrationen erheblich variieren (Briegel et al., 2007). Zudem treten je nach verwendetem Immunoassay stark variierende Schwankungen der Kortisolkonzentration auf (Vogeser et al., 2007), wobei speziell bei Patienten im septischen Schock noch Interferenzen durch Antikörperinteraktionen hinzukommen (Bolland et al., 2005). Andere physiologische NNR-Stimulationsteste, die wie beispielsweise der Insulin-induzierte Hypoglykämietest eine theoretisch bessere Evaluation der HPA-Achsenintegrität bieten, stellen ebenfalls keine brauchbare Alternative dar: Sie sind für kritisch erkrankte und chronisch kranke Patienten zu risikobehaftet (Oelkers, 1996; Cooper und Stewart, 2003; Meyer und Hall, 2006).

V.2. Immunprofile nach dem Deltakortisol- und Basalkortisolkonzept

Bisher ist ungeklärt, welchen Einfluss eine rNNRI auf die ausgewählten Immunparameter hat, oder inwieweit Konzentrationsschwankungen der immunologischen Parameter zu diesem Krankheitsbild beitragen. Im Folgenden werden die Immunprofile der Patienten mit rNNRI nach dem Deltakortisolkonzept mit denen der Patienten mit rNNRI nach dem Basalkortisolkonzept verglichen. Die Ergebnisse werden vor dem Hintergrund der spezifischen Zytokinwirkung im septischen Schock erläutert und in Bezug auf die Entität der rNNRI diskutiert.

V.2.1. Interleukin-6 und Interleukin-8

Nonresponder weisen im Vergleich zu Respondern die signifikant höhere IL-6-Plasmakonzentration auf, während sich die IL-8-Plasmakonzentrationen nicht signifikant unterschieden. Annane und Mitarbeiter (2006c) beschrieben bereits höhere IL-6-Konzentrationen bei Nonrespondern des 250 µg ACTH-Stimulationstests. Autoren wie Dimopoulou und Mitarbeiter (2002), Annane (2003) und Marik (2007) beschreiben die Entität der rNNRI als einen Zustand andauernder systemischer Proinflammation bei relativem Kortikosteroidmangel. Pathophysiologisch resultiert eine maximal aktivierte NNR mit konsekutiv supprimierter ACTH-Stimulierbarkeit. Die höhere IL-6-Konzentration bei Nonrespondern in unserer Studie kann daher als Indiz für das Vorliegen einer rNNRI gewertet werden. Während der Stressantwort des Körpers ist IL-6 gleichzeitig ein potenter Aktivator der HPA-Achse, weshalb diesem Zytokin auch antiinflammatorische Eigenschaften zugeschrieben werden (Hotchkiss und Karl, 2003). IL-6 bewirkt ein Ansteigen des Serumkortisolspiegels durch Erhöhung der CRH und ACTH-Freisetzung (Prigent et al., 2004) sowie durch direkte Stimulation von NNR-Zellen (Turnbull und Rivier, 1999). Kortisol ist der Hauptvermittler der antiinflammatorischen Gegenaktivität in der Sepsis (Sapolsky et al., 2000). Seine entzündungshemmende Wirkung basiert auf der Inhibition des Transkriptionsfaktors NF-κB: Die Produktion proinflammatorischer Zytokine wie IL-6 und IL-8 wird daraufhin wieder unterbunden und der Regelkreis geschlossen (Barnes und Adcock, 1993; van Leeuwen et al., 2001; Rhen und Citlowski, 2005).

Es kann spekuliert werden, dass die HPA-Achse bei den Nonrespondern unserer Studie durch die hohe IL-6-Konzentration bereits stark aktiviert war. Als Indiz dafür kann die tendenziell höhere Basalkortisolkonzentration von 25 µg/dl in diesem Kollektiv gewertet werden. Aufgrund dieser bereits hohen HPA-Achsenaktivität könnte ein Deltakortisolanstieg von > 9 µg/dl im ACTH-Test nicht erreichbar gewesen sein. Andererseits kann spekuliert werden, dass bei Nonrespondern gerade durch den relativen Kortisolmangel die IL-6-Synthese weniger supprimiert wird und dieser Zytokinspiegel deshalb höher war als bei Respondern. In diesem Fall würde die höhere IL-6-Plasmakonzentration bei Nonrespondern eine stärkere proinflammatorische Aktivierung des Immunsystems beziehungsweise eine geringere antiinflammatorische Inhibition des Immunsystems durch eine relative Kortikosteroiddefizienz reflektieren. Ob dann die höheren IL-6-Spiegel für die Dysfunktion der HPA-Achse verantwortlich sind, oder die vermutete rNNRI bei Nonrespondern zu den höheren IL-6-Konzentrationen führt, kann wegen der bis dato unbekannten pathophysiologischen Zusammenhänge nicht beantwortet werden. In der Literatur beschreiben Soni und Mitarbeiter (1995) in einer Studie, die rNNRI im septischen Schock im Zusammenhang mit verschiedenen Plasmazytokinspiegeln untersuchte, dass im Kollektiv der Responder die höheren IL-6-Konzentrationen gemessen wurden. Im Gegenschluss vermuteten diese Autoren, dass bei den Nonrespondern dieser Studie eine abgeschwächte IL-6-Antwort vorlag, die wiederum zu einer Unterstimulation der HPA-Achse führte und zu einer rNNRI beitrug. Dieses Ergebnis war aber statistisch nicht signifikant. Interessanterweise konnten keine weiteren signifikanten Unterschiede zwischen Nonrespondern und Respondern unserer Studie bei den anderen Proinflammationsmarkern des Immunprofils, IL-8 und TNF-α, beobachtet werden.

Als Folge einer Kortisoldefizienz können Gewebsschädigungen und Organversagen auftreten, die mit hohen IL-6-Konzentrationen direkt in Verbindung gebracht werden (Reinhart et al., 2002; Marik, 2007). In der Patientenaufteilung nach dem Basalkortisolkonzept zeigte sich, dass bei Patienten mit vermuteter rNNRI signifikant geringere IL-6- und IL-8-Konzentrationen gemessen wurden. Als wesentliches Ergebnis dieser Dissertation ist damit festzustellen, dass sich Patienten mit rNNRI nach dem Deltakortisolkriterium bezüglich der Proinflammationsmarker unseres Immunprofils wesentlich von Patienten mit rNNRI nach dem Basalkortisolkriterium unterscheiden. Nicht basalniedrige, sondern basalhohe Patienten weisen die höheren IL-6- sowie IL-8-Spiegel auf - allerdings auch den höheren Krankheitsschweregrad. An dieser Stelle soll auf zwei Studien hingewiesen werden, die die myokardiale Dysfunktion im Kontext ihrer pathophysiologischen Bedeutung für den septischen Schock behandeln. Die Autoren konnten eine direkte Beziehung zwischen der IL-6-Konzentration und dem Krankheitsschweregrad herstellen: Für IL-6 wurde eine kardiodepressive, negativ inotrope Wirkung und damit eine mögliche Korrelation zum Krankheitsschweregrad nachgewiesen (Pathan et al., 2004; Joulin et al., 2007).

Die von uns aufgestellte Hypothese, nach der die IL-6-Plasmakonzentration aufgrund der HPA-Achsen-stimulierenden Wirkung dieses Zytokins positiv mit der Serumkortisolkonzentration korreliert sein sollte, konnte in unserer Studie nur bedingt bestätigt werden. Eine Korrelation zwischen der IL-6-Plasmakonzentration und der Basalkortisolkonzentration konnte nur bei Respondern nachgewiesen werden. Bei Nonrespondern war, möglicherweise aufgrund der höheren IL-6-Serumkonzentrationen bei statistisch nicht signifikant unterschiedlicher Basalkortisolkonzentration, kein Zusammenhang zwischen diesen beiden Variablen zu ermitteln. Dies könnte wiederum ein indirekter Hinweis für eine Dysregulation des HPA-Achsenregelkreislaufs bei Nonrespondern sein. Korrelationen zwischen der IL-6-Konzentration und dem SAPS II- sowie SOFA-Score konnten in keiner der beiden Gruppen der Deltakortisolaufteilung hergestellt werden. Nach der Basalkortisolaufteilung der Patienten, wo statistisch signifikant niedrigere IL-6-Plasmaspiegel und SAPS II sowie SOFA-Scores bei Patienten mit $\leq$ 15 µg/dl Basalkortisol gemessen wurden, konnten ebenfalls keine Korrelationen zwischen der IL-6-Plasmakonzentrationen und dem SAPS-II- oder SOFA-Score berechnet werden. In der Literatur wird lediglich die Korrelation der IL-6-Konzentration mit dem APACHE-Score beschrieben (Wakefield et al., 1998)

Bei direkter Betrachtung der Immunzellen ex vivo konnte dagegen eine Korrelation zwischen der IL-6-Freisetzung aus LPS-stimulierten Monozyten und der Serumkortisolkonzentration hergestellt werden. Dies galt sowohl für die Nonresponder als auch für die basalniedrigen und basalhohen Patienten. Zudem ließ die Bestimmung der IL-6-Freisetzung aus Monozyten in der LPS-Stimulation folgenden Schluss zu: Da sowohl die Monozytenzahl als auch die IL-6-Freisetzung pro 1000 Monozyten zwischen beiden Gruppen der Deltakortisoldefinition sowie der Basalkortisoldefinition nicht signifikant verschieden waren, muss das zusätzliche IL-6 im Plasma beider Patientengruppen aus anderen Zellen als den Monozyten stammen. In Frage kommen insbesondere die Kupffer-Zellen in den Lebersinusoiden, die bei der Entzündungsreaktion die Hauptproduzenten von IL-6 sind (Hoffmann et al., 1993; Koo et al., 1999).

Für das Zytokin IL-8 konnten dagegen sowohl für Nonresponder als auch für Responder positive Korrelationen zur Basalkortisolkonzentration bestimmt werden. Beide Kollektive wiesen vergleichsweise hohe Basalkortisolkonzentrationen von > 20 µg/dl auf. Auch Patienten mit > 15 µg/dl Basalkortisol wiesen eine positive Korrelation zwischen Serumkortisol und IL-8 auf. Als Ergebnis kann deshalb festgehalten werden, dass hohe Serumkortisolkonzentrationen bei septischen Patienten, unabhängig von der NNR-Funktion, mit den IL-8-Plasmaspiegeln positiv korrelieren.

V.2.2. Interleukin-10 und der Quotient Interleukin-6/ Interleukin-10

Wie von Sfeir und Mitarbeiter (2001) beschrieben, ist die Plasmakonzentration von IL-10 im septischen Schock erhöht. Ein Anstieg von IL-10 kann auf eine überstarke antiinflammatorische Gegenregulation hinweisen (Hotchkiss und Karl; 2003). Im Plasma der Nonresponder unserer Studie wurde zwar eine in der Tendenz höhere IL-10-Konzentration gemessen, dennoch ergab sich keine statistische Signifikanz im Vergleich zu Respondern. Trotz der signifikant höheren IL-6-Plasmakonzentration ergab sich zwischen Nonrespondern und Respondern kein signifikant unterschiedlicher IL-6/ IL-10-Quotient. Ob dieser Quotient überhaupt geeignet ist, eine Aussage über das Vorherrschen von Pro- oder Antiinflammation zu treffen, ist ungeklärt. Für Patienten mit einer vermuteten rNNRI nach der Deltakortisoldefinition erscheint in der Zusammenschau ein zur Proinflammation hin verschobenes Immunprofil allerdings unwahrscheinlich. In beiden Gruppen konnte eine positive Korrelation zwischen dem IL-10-Spiegel und der Basalkortisolkonzentration hergestellt werden. Einige Autoren beschrieben, dass IL-10 insbesondere von Monozyten sezerniert wird und autoregulativ der Freisetzung proinflammatorischer Mediatoren entgegen wirken soll (de Waal Malefyt et al., 1991, Wolk et al., 2000). In der LPS-Stimulation von Monozyten wurden aber keine signifikanten Unterschiede zwischen Nonrespondern und Respondern deutlich. Weder die IL-10-Freisetzung pro 1000 Monozyten noch der IL-6/ IL-10-Quotient nach LPS-Stimulation deuteten auf einen möglichen Einfluss von einer nach dem Deltakortisolkonzept vermuteten rNNRI auf die Monozytenfunktion hin.

Signifikante Unterschiede lieferte dagegen die Patientenaufteilung nach dem Basalkortisolkonzept der rNNRI, wonach basalniedrige Patienten durch die signifikant niedrigere IL-10-Konzentration auffielen. Niedrige IL-10-Konzentrationen brachten Taniguchi und Mitarbeiter (1999) mit einem pathophysiologisch relevanten Fehlen protektiver antiinflammatorischer Mechanismen in

Zusammenhang. Eine weitere Studie hatte zum Ergebnis, dass aus niedrigen IL-10-Spiegeln hohe IL-6/ IL-10-Quotienten resultieren, wie sie dann auch im Verlauf bei Patienten mit MODS beobachtet wurden (Loisa et al., 2003). Für die basalniedrigen Patienten unserer Studie wurde ein signifikant höherer Quotient berechnet. Isoliert betrachtet ließe dieser Quotient die Schlussfolgerung zu, dass hier ein proinflammatorischer Immunstatus vorläge. Angesichts der Tatsache, dass in den Quotientwert jedoch die geringsten IL-6- und IL-10-Konzentrationen des gesamten Studienkollektivs eingingen, erscheint ein Fehlen von antiinflammatorischer Gegenregulation als fragwürdig. Schließlich zeigten fast alle basalniedrigen Patienten eine adäquate ACTH-Stimulierbarkeit, so dass zumindest potentiell mehr Antiinflammation in Form von Kortisol zur Verfügung gestanden haben sollte. Interessanterweise war, innerhalb der Basalkortisoldefinition der rNNRI, IL-10 als wichtiger Regulationsmediator zur Kontrolle der Entzündungsreaktion mit der zugehörigen Basalkortisolkonzentration positiv korreliert. Basalhohe Patienten wiesen im Vergleich bereits die höhere IL-6-Konzentration, insbesondere aber auch die deutlich höhere IL-10-Konzentration auf. Aus dieser Konstellation ergab sich ein signifikant niedrigerer IL-6/ IL-10-Quotient ohne Korrelation zur Basalkortisolkonzentration. Damit war die Immunantwort basalhoher Patienten im Vergleich zu basalniedrigen Patienten stärker durch Antiinflammation geprägt, für die der hohe Basalkortisolwert als Stimulator zu nennen ist. Diese Hypothese wird durch die Ergebnisse nach der Deltakortisolaufteilung untermauert, die ähnliche Konzentrationshöhen und einen identischen Quotienten auswiesen. Basalhohe Patienten waren nicht nur durch die höheren IL-6- und IL-10-Konzentrationen gekennzeichnet, sondern wie bereits beschrieben auch durch höhere SAPS II- und SOFA-Scorewerte. In einer Studie belegten Gogos und Mitarbeitern (2000), dass hohe IL-10-Konzentrationen Hauptprädiktor für ein schlechtes Outcome waren und auch mit dem SAPS II-Wert korrelierten. Jedoch konnte eine Korrelation mit dem SAPS II-Score in unserer Studie nicht beobachtet werden.

Die Monozytenstimulation mit LPS zeigte, dass zwischen basalniedrigen und basalhohen Patienten keine signifikant unterschiedliche IL-10-Freisetzung pro 1000 Monozyten bestand. Eine nach dem Basalkortisolkonzept vermutete rNNRI wirkte sich also nicht auf die monozytäre IL-10-Freisetzung aus. Da der IL-10-Plasmaspiegel basalhoher Patienten bei gleicher Sekretionsrate mehr als doppelt so hoch war, obwohl sogar eine signifikant niedrigere Monozytenzahl vorlag, konnte, analog zu IL-6, folgende Schlussfolgerung gezogen werden: Die Immunantwort der basalhohen Patienten im septischen Schock wurde wahrscheinlich durch relativ mehr IL-10 aus nicht-monozytären Zellen bestimmt. Die höheren IL-10-Plasmakonzentrationen bei basalhohen Patienten könnten ebenfalls aus den Kupffer-Zellen der Leber oder aus Makrophagen in der Lunge stammen (Mosmann, 1994; Kono et al., 2006). Einschränkend ist zu beachten, dass IL-10 autokrin wirkt und somit der gemessene Plasmaspiegel nicht zwingend den Wirkspiegel reflektiert, der in der unmittelbaren Mikroumgebung eines Monozyten vorliegt (Corinti et al., 2001).

V.2.3. Tumor-Nekrose-Faktor-α

Monozyten und Makrophagen sezernieren eine Vielzahl proinflammatorischer Mediatoren, zu denen insbesondere TNF-α gehört (van Ammersfoort et al., 2003). Die rasch folgende systemische Antiinflammation wird durch Kortisol und IL-10 vermittelt, wobei eine überstarke Immunsuppression den Zustand der Immunparalyse herbeiführen kann (Volk et al., 2000). Wesentliches Kennzeichen der Immunparalyse ist die Endotoxintoleranz: Die Monozyten septischer Patienten fallen durch eine reduzierte Freisetzung proinflammatorischer Zytokine wie TNF-α nach LPS-Reexposition auf (Volk et al., 1996; West und Heagy, 2002). In der Deltakortisolgruppe unserer Studie wurde kein signifikanter Unterschied zwischen den TNF-α-Konzentrationen von Nonrespondern und Respondern gemessen. Somit konnte kein Hinweis darauf gefunden werden, dass eine nach dem Deltakortisolkonzept vermutete rNNRI Auswirkungen auf Monozyten bezüglich einer Endotoxintoleranz hat.

Bei basalhohen Patienten dagegen wurde ein signifikant niedrigerer TNF-α-Wert pro 1000 Monozyten gemessen, also weniger Immunkompetenz beziehungsweise mehr Endotoxintoleranz als bei basalniedrigen Patienten vermutet. Dieses signifikante Ergebnis passt gut zu den bisher diskutierten Ergebnissen, wonach basalhohe Patienten abermals die ungünstigere Parameterkonstellation aufwiesen. Chrousos (1995) beschrieb, dass IL-6 die Synthese von TNF-α inhibiert und umgekehrt. Unsere Ergebnisse reflektieren diesen Zusammenhang gut, da die signifikant höheren IL-6- und niedrigeren TNF-α-Spiegel in vitro im Kollektiv der Patienten mit > 15 µg/dl Basalkortisol gemessen wurden. Sfeir und Mitarbeiter (2001) zeigten in vitro, dass bei Endotoxintoleranz IL-10 im Plasma septischer Patienten für die herabgesetzte monozytäre Produktion proinflammatorischer Zytokine verantwortlich ist. Die Autoren beobachteten, dass Anti-IL-10-Antikörper den Effekt septischen Plasmas auf die TNF-α-Freisetzung normaler Monozyten inhibierten. In der Patientenaufteilung nach dem Basalkortisolkonzept konnte dieser Zusammenhang in unserer Studie nachvollzogen werden: Die geringste IL-10-Plasmakonzentration und die höchste in vitro gemessene TNF-α-Konzentration des

Studienkollektivs wurden bei basalniedrigen Patienten gefunden. Bei einer nach der Basalkortisoldefinition vermuteten rNNRI konnte also ebenfalls keine Endotoxintoleranz festgestellt werden. In der Studie von Soni und Mitarbeitern (1995), in der allerdings die direkte Serumkonzentrationen von TNF-α gemessen wurde, war ebenfalls kein signifikanter Unterschied zwischen Nonrespondern und Respondern festgestellt worden.

V.2.4. HLA-DR-Expressionsdichte

Die monozytäre HLA-DR-Expression war in allen Gruppen unseres Patientenkollektivs, ohne signifikante Unterschiede, auf weit unter 5000 Rezeptoren pro Zelle herabgesetzt. Somit scheint eine rNNRI keinen Einfluss auf die monozytäre HLA-DR-Expressionsdichte zu haben. Bei einem Referenzwert von 15.000 Rezeptoren pro Zelle sprechen Döcke und Mitarbeiter (2005) von immunsupprimierten Patienten, die ein erhöhtes Risiko für infektiöse Komplikationen haben. Bei < 5000 Rezeptoren pro Zelle handelt es sich nach Definition dieser Autoren um eine Immunparalyse. Im Folgenden sollen trotz fehlender statistisch signifikanter Unterschiede einige Beobachtungen aus dem Kollektiv unserer Studie berichtet werden.

Nonresponder und basalniedrige Patienten weisen mit über 3000 Rezeptoren pro Monozyt die etwas höheren Expressionsdichten auf, die Patientenkollektive ohne rNNRI dagegen zeigten die geringeren Dichten dieses Immunkompetenzmarkers. Im hier untersuchten Studienkollektiv wurde die höchste HLA-DR-Rezeptorexpressionsdichte bei basalniedrigen Patienten gemessen, die gleichzeitig auch die niedrigste IL-10-Konzentration des Kollektivs aufwiesen. Die Höhe der HLA-DR-Expression wird durch ein komplexes System verschiedener Mediatoren moduliert: IL-12, IFN-γ und GM-CSF stimulieren seine Expression, während IL-10, das Prostaglandin-E_2 und TGF-β die Expression inhibieren (Volk et al., 1996). Monneret und Mitarbeiter (2004) konnten einzig für IL-10 eine Korrelation mit der HLA-DR-Expression zeigen, wobei im frühen septischen Schock hohe IL-10-Konzentrationen mit einem Tiefpunkt der HLA-DR-Messwerte korrelierten. Diese inverse Korrelation konnte im Kollektiv der basalniedrigen Patienten unserer Studie bestätigt werden. Den zu Grunde liegenden Wirkmechanismus beschrieben Fumenaux und Pugin (2002): Serum-IL-10 führt bei septischen Patienten zu Reendozytose und intrazellulärer endosomaler Sequestration der bereits fertig ausgebildeten Rezeptormoleküle.

In unserer Studie verfügten basalniedrige Patienten über die höchste HLA-DR-Rezeptordichte, basalhohe Patienten dagegen über die geringste Expressionsdichte dieses Rezeptors. Ein Studienergebnis von Le Tulzo und Mitarbeitern (2003) zeigte, dass ein erhöhter Kortisolspiegel sowohl in vivo als auch in vitro zu einem partiellen Verlust der HLA-DR-Expression führte. Dies wurde zumindest anteilig auf die Inhibition eines Transaktivator-Proteins zurückgeführt, wobei die Serumkortisolkonzentration nach Dexamethasongabe negativ mit der HLA-DR-Expression korrelierte. Eine inverse Korrelation zwischen der HLA-DR-Rezeptorexpressionsdichte und der Serumkortisolkonzentration konnte in unserer Studie allerdings in keiner der analysierten Gruppen gefunden werden. Zudem ist bekannt, dass die Gabe von niedrigdosiertem Hydrokortison bei Patienten im septischen Schock die HLA-DR-Expression nicht beeinflusst (Keh et al., 2003).

Bei den basalhohen Patienten unserer Studie wurden die niedrigste HLA-DR-Expressionsdichte und der höchste SOFA-Score ermittelt. Zudem konnte eine positive Korrelation zwischen beiden Parametern berechnet werden. Eine Studie von Tschaikowsky und Mitarbeitern (2002) demonstrierte dagegen die inverse Korrelation des SOFA-Scores mit der HLA-DR-Expression bei Patienten mit schwerer Sepsis. In der Literatur wird berichtet, dass der Grad der Expression dieses Oberflächenmarkers eine Prognoseabschätzung erlaubt. Eine Vorhersage des Outcomes war allerdings nicht anhand der zu Beginn des Schockzustands gemessenen Konzentrationen (Perry et al., 2003), sondern erst ab Tag 7 möglich (Tschaikowsky et al., 2002). Eine Abnahme der HLA-DR-Rezeptorenzahl wird bereits früh, also praktisch simultan mit dem Eintritt des septischen Schocks beobachtet (Döcke et al., 1997; Le Tulzo et al., 2003; Monneret et al., 2004). Es hat den Anschein, dass die initiale Verringerung dieser Rezeptoren Teil eines autoregulativen Feedback-Mechanismus ist, der die Begrenzung der zellulären Immunantwort zum Ziel hat (Tschaikowsky et al., 2002). Manche Patienten zeigen daraufhin aber ein Unvermögen zur Wiederherstellung der Immunabwehr, die, als zentraler Punkt der Immundepression, vielleicht von größerer Wichtigkeit ist als die Sepsis auslösenden Faktoren (Le Tulzo et al., 2003).

V.2.5. Stickstoffmonoxidmetaboliten Nitrit/Nitrat

Stickstoffmonoxid ist als gasförmiger Botenstoff für die physiologische und pathologische Beeinflussung des vaskulären Tonus von entscheidender Bedeutung. Die im septischen Schock massiv gesteigerte NO-Produktion ist Hauptvermittler der peripheren Vasodilatation und Katecholaminresistenz, deren klinische Folgen eine therapierefraktäre Hypotension und konsekutives Organversagen sind (Cauwels, 2007). Die bei Sepsis gemessene Nitrit/Nitrat-Konzentration übersteigt 100 µmol/l meist nicht (Feihl et al., 2001). Die hohen Werte bei Nonrespondern wie auch Respondern zeigten eine hohe NO-Bildung im septischen Schock an. Es ergab sich aber kein signifikanter Unterschied zwischen beiden Kollektiven. Eine nach der Deltakortisoldefinition vermutete rNNRI hatte also keinen Einfluss auf die Höhe der Nitrit/Nitrat-Konzentration. Eine Korrelation zwischen der Basalkortisolkonzentration und der Nitrit/Nitrat-Konzentration konnte weder bei Nonrespondern noch bei Respondern gefunden werden.

In der Basalkortisolaufteilung wurde festgestellt, dass Patienten mit ≤ 15 µg/dl Basalkortisol eine signifikant geringere Nitrit/Nitrat-Konzentration aufwiesen - analog zu den Ergebnissen der IL-6- und IL-8-Bestimmung, also die vorteilhaftere Parameterkonstellation. Die ermittelte Konzentration von 36 µmol/l repräsentierte zudem die mit Abstand geringste Konzentration des Studienkollektivs, die in Verbindung mit dem niedrigsten SOFA-Score-Wert aller Studienteilnehmer beobachtet wurde. Eine Studie von Mitaka und Mitarbeitern (2003) beschrieb eine gute Korrelation zwischen Nitrit/Nitrat und dem SOFA-Score. In unserer Studie war die Nitrit/Nitrat-Konzentration der Nonresponder mit dem SOFA-Score korreliert. Die weitere Analyse des Immunprofils erbrachte jedoch keine möglichen Bezüge zur komplexen Regulation des NO-Metabolismus, der nachfolgend kurz beschrieben werden soll: Als Antwort auf einen Entzündungsreiz wird die normalerweise nicht exprimierte Form der iNOS de-novo synthetisiert. Anschließend produziert das Enzym über längere Zeit große Mengen an NO (Morris und Billiar, 1994). Zu den iNOS-Aktivatoren in der Sepsis gehören TNF-α, IFN-γ und IL-1, aber auch direkte Stimulatoren wie Zellwandbestandteile von Gram-positiven sowie Gram-negativen Bakterien. Zur komplexen inhibitorischen Regulation des NO-Metabolismus in der Sepsis zählen beispielsweise IL-8, IL-10 und TGF-β (Förstermann, 2000). Auch Glukokortikosteroide hemmen die Aktivität der iNOS, indem die Transkription der zugehörigen Messenger-RNA blockiert wird (Szabo et al., 1994). Eine Korrelation zwischen der Nitrit/Nitrat-Konzentration und dem Basalkortisol konnte für keine der untersuchten Gruppen unseres Studienkollektivs ermittelt werden.

V.3. Vierfeldertafelvergleich

Die Gegenüberstellung beider Konzepte der rNNRI auf der Vierfeldertafel zeigte, dass sich basalhohe Nonresponder und basalniedrige Responder in der Konzentration der Immunparameter IL-6, IL-8 und IL-10, der Nitrit/Nitrat-Konzentration sowie in der Höhe des SOFA-Scores signifikant unterschieden. Offensichtlich identifizieren beide Konzepte der rNNRI unter immunologischem Gesichtspunkt unterschiedliche Patienten. Der Vergleich mit Patienten ohne Hinweis auf eine rNNRI, den basalhohen Respondern, sollte anschließend zeigen, was eine vermutete rNNRI nach dem Deltakortisol- beziehungsweise dem Basalkortisolkonzept jeweils immunologisch kennzeichnet. Eine Betrachtung der basalniedrigen Nonresponder folgt abschließend.

Zuerst wurde das Deltakortisolkonzept analysiert und ein Vergleich zwischen Nonrespondern und Respondern innerhalb der basalhohen Patienten angestellt. Dieser ergab, dass der ACTH-Stimulationstest keine signifikanten immunologischen Unterschiede identifizierte. Somit konnte die Hypothese, dass sich ein Patient mit Verdacht auf rNNRI nach dem Deltakortisolkonzept immunologisch von einem Patienten ohne Hinweis auf rNNRI unterscheidet, bis auf die IL-6-Konzentration nicht bestätigt werden. Auch klinisch konnte kein Einfluss der rNNRI in Form eines höheren Krankheitsschweregrads festgestellt werden. Aufgrund dieser großen Überschneidungen scheint der Parameter Deltakortisol ≤ 9 µg/dl nicht geeignet zu sein, Patienten mit rNNRI sicher von Patienten ohne rNNRI zu unterscheiden. Der Vergleich zwischen Nonrespondern und Respondern innerhalb der basalniedrigen Patienten lieferte trotz der geringen Patientenzahl ein statistisch signifikantes Ergebnis. Basalniedrige Nonresponder wiesen die höhere IL-6-Konzentration und den größeren Noradrenalinverbrauch auf. Allerdings wurden keine Differenzen im Krankheitsschweregrad festgestellt. Interessanterweise waren die IL-6-Konzentration und der Noradrenalinverbrauch, im Vergleich zu basalhohen Respondern, nahezu identisch. Der IL-6/ IL-10-Quotient wiederum unterschied sich nicht signifikant.

Danach wurde das Basalkortisolkonzept betrachtet. Der Vergleich zwischen basalniedrigen und basalhohen Respondern ergab für fast alle Parameter signifikant unterschiedliche Ergebnisse. Somit wurde die Hypothese, dass sich eine rNNRI immunologisch vom Zustand einer adäquaten NNR-Funktion unterscheiden müsste, in der Patientenaufteilung nach dem Basalkortisolkonzept bestätigt. Allerdings wurden im Profil der basalniedrigen Responder die niedrigsten Proinflammationsmarker und der niedrigste Krankheitsschweregrad des Gesamtkollektivs abgebildet. Der Vergleich zwischen basalniedrigen und basalhohen Nonrespondern lieferte für keinen Parameter ein statistisch signifikant unterschiedliches Ergebnis.

V.4. Fazit

In unserer Studie wurden 84 Patienten auf das Vorliegen einer rNNRI im septischen Schock untersucht. Dazu wurden die beiden zu diesem Zeitpunkt in der Diskussion stehenden Diagnosemöglichkeiten, das Deltakortisol- und das Basalkortisolkonzept, verwendet. Nach dem aktuellen Stand der Forschung wird eine Kortisoldefizienz mit überstarker Proinflammation in Verbindung gebracht (Marik, 2009). Das Deltakortisolkonzept konnte diesen Zustand wegen fehlender signifikanter Unterschiede im untersuchten Kollektiv nicht ausreichend erfassen. Einzig wurde bei Nonrespondern eine höhere IL-6-Konzentration gemessen, allerdings erwiesen sich die Serumkortisolspiegel und der Krankheitsschweregrad als nicht signifikant unterschiedlich im Vergleich zu Respondern. Wurde die Basalkortisoldefinition zugrunde gelegt, ergaben sich klare immunologische Unterschiede. Die basalniedrigen Patienten wiesen die signifikant geringeren Konzentrationen der Proinflammationsmarker IL-6, IL-8 und Nitrit/Nitrat sowie den geringeren Krankheitsschweregrad auf. Die Vierfeldertafelbetrachtung bestätigte die Ergebnisse aus den Einzelbetrachtungen: Zwischen Respondern und Nonrespondern wurden innerhalb der basalhohen Studienteilnehmer keine immunologischen Unterschiede identifiziert. Die Konzentration des Basalkortisols dagegen war ein Einflussfaktor, der ein vom Krankheitsschweregrad abhängiges Ungleichgewicht zwischen Pro- und Antiinflammation reflektierte. Zusammenfassend kann festgestellt werden, dass die Auswirkungen einer vermuteten rNNRI im septischen Schock auf die Zytokine IL-6, IL-8, IL-10, auf die Nitrit/Nitrat-Konzentration, die monozytäre TNF-α-Freisetzung sowie die HLA-DR-Expressionsdichte dieses Krankheitsbild in unser Studie nicht eindeutiger charakterisierten - zumindestens nicht innerhalb der untersuchten Zeitspanne von 72 h nach Eintritt des septischen Schocks.

Seit langem ist belegt, dass Patienten mit hohen Serumkortisolkonzentrationen eine schlechtere Prognose haben (Melgy 1958, Annane et al., 2000). Die Plasmakortisolkonzentration resultiert aus einem komplexen Ineinandergreifen der Produktionsrate, der metabolischen Clearance und dem Verteilungsvolumen (Briegel, 2009). In der hier vorliegenden Arbeit sind die gemessenen Serumkortisolkonzentrationen vergleichbar mit denen aus Studien der letzten Jahre: 34 µg/dl beziehungsweise 21 µg/dl und 26 µg/dl (Annane et al., 2000; 2002), 31 µg /dl und 30 µg/dl (Keh et al., 2003) oder 21 µg/dl und 24 µg/dl (Oppert et al., 2005). Insofern kann von einem repräsentativen Kollektiv von Patienten im septischen Schock ausgegangen werden. In den Patientengruppen mit Verdacht auf eine rNNRI, den Nonrespondern und den Patienten mit ≤ 15 µg/dl Basalkortisol, konnten keine Korrelationen zwischen der Serumkortisolkonzentration und dem SAPS II- beziehungsweise SOFA-Scorewert errechnet werden. Bei Respondern sowie Patienten mit > 15 µg/dl Basalkortisol war dagegen eine lineare Beziehung nachzuweisen. Eine Korrelation zwischen einem Proinflammationsmarker und dem Krankheitsschweregrad konnte nur bei Nonrespondern, und zwar für die Nitrit/Nitrat-Konzentration, festgestellt werden.

Die Betrachtung der Korrelationen zwischen der Serumkortisolkonzentration und den Zytokinen ergab einige interessante Befunde. Die monozytäre IL-6-Freisetzung bei Nonrespondern sowie basalniedrigen und basalhohen Patienten korrelierte positiv mit der Serumkortisolkonzentration. IL-8 korrelierte stets mit hohen Serumkortisolkonzentrationen, wohingegen IL-10 in allen Gruppen positiv mit der Serumkortisolkonzentration korreliert war. Die Plasma-IL-6-, TNF-α- oder Nitrit/Nitrat-Konzentrationen waren weder bei Nonrespondern noch bei Patienten mit ≤ 15 µg/dl Basalkortisol mit der Serumkortisolkonzentration korreliert. In der vorliegenden Studie konnte die rNNRI im septischen Schock immunologisch und klinisch nicht präziser erfasst werden. Keine der Patientengruppen imponierte durch ein Immunprofil, das eine zur Proinflammation verschobene Imbalance widerspiegelte und damit suggestiv für einen Benefit durch Hydrokortisonsubstitution gewesen wäre. Aufgrund der derzeitigen Datenlage erscheint es fragwürdig, ob die Deltakortisol- und Basalkortisolmethode zur Erfassung von Patienten mit rNNRI geeignet sind.

Die hier präsentierten immunologischen Untersuchungensergebnisse stehen im Einklang mit den Ergebnissen der CORTICUS-Studie (Sprung et al., 2008), basierend auf der Patienteneinteilung nach dem Deltakortisolkonzept. Im Hinblick auf die 28-Tage-Mortalität als primärer Endpunkt wurde kein signifikanter Unterschied zwischen Nonrespondern und Respondern, weder in der Hydrokortison- noch in der Plazebogruppe, identifiziert. Auch beim Endpunkt Schockrevision wurde kein signifikanter Unterschied zwischen diesen Gruppen festgestellt. Im Lichte dieser Erkenntnisse wurden die Definition der rNNRI sowie die Aussagekraft des ACTH-Stimulationstests in Frage gestellt. Die aktuell gültige Leitlinie der „Surviving Sepsis Campain" empfiehlt daher die intravenöse Gabe von niedrigdosiertem Hydrokortison (≤ 300 mg pro Tag) nur noch bei Patienten im septischen Schock, bei denen die Hypotension, trotz adäquater Infusionszufuhr und bereits begonnener Vasopressorentherapie, fortbesteht. Die Therapieindikation sollte klinisch gestellt werden, unabhängig von den Ergebnissen des nicht mehr empfohlenen ACTH-Stimulationstests (Dellinger et al., 2007).

Unabhängig von den Schwierigkeiten in der Diagnosestellung einer rNNRI im septischen Schock unterliegen die präsentierten Ergebnisse Limitationen. Bei der Interpretation der Immunparametermessungen muss beachtet werden, dass der bloße Plasmaspiegel nur unzureichend die Bioaktivität der Zytokine widerspiegelt. Gründe dafür sind beispielsweise die Präsenz zirkulierender natürlicher Inhibitoren oder auch die Abhängigkeit von Kostimulatoren für eine bestimmte Wirkung. Im Vergleich zu anderen Studien könnten abweichende Ergebnisse durch Unterschiede im Patientenkollektiv, der vorliegenden Grunderkrankung, andere Probeabnahmezeiten oder laborbedingte Abweichungen erklärbar sein. Auch der Einfluss des Hypnotikums Etomidate, das zu einer iatrogenen rNNRI durch Inhibition des Kortisolmetabolismus durch Hemmung der 11β-Hydroxylase und damit der Konversion von 11-Deoxykortisols zu Kortisol führt (Absalom et al., 1999), ist an dieser Stelle anzuführen. Sprung und Mitarbeiter (2008) wiesen eine signifikant erhöhte 28-Tage-Mortalität bei mit Etomidate behandelten Patienten der CORTICUS-Studie nach.

Bisher stand die Dysfunktion der Hypothalamus-Hypophysen-Nebennierenrinden (HPA)-Achse und das Konzept der rNNRI bei Patienten mit systemischer Proinflammationsreaktion im Fokus der Forschung. Neue Erkenntnisse deuten darauf hin, dass die periphere Kortisolresistenz eine wichtige Rolle spielen könnte. Mit zunehmender Schwere der Sepsis, oder einer anderen kritischen Erkrankung wie einem „Acute respiratory distress syndrom" (ARDS), nimmt die Sensitivität der Gewebe für Glukokortikoide ab (Briegel et al., 2009), was durch Reduktion sowohl der Anzahl als auch der Affinität der zytoplasmatischen Glukokortikoidrezeptoren belegt ist (Meduri et al., 2002). Eine internationale Arbeitsgruppe prägte im Auftrag des American College of Critical Care Medicine den Begriff „Critical illness-related corticosteroid insufficiency (CICRI)": Es wird postuliert, dass eine CICRI durch Kortisolmangel in Form einer rNNRI und unzureichende Kortikosteroidwirkung in Form einer Kortikosteroidresistenz des peripheren Gewebes hervorgerufen wird. Dieses Krankheitsbild ist durch eine protrahierte und überstarke proinflammatorische Antwort des Körpers auf die zugrunde liegende Infektion charakterisiert (Marik et al., 2008), die durch eine inadäquate Kortikosteroidaktivität in Anbetracht der Stressreaktion und des Krankheitsschweregrads begünstigt wird. Pathophysiologisch resultiert eine insuffiziente steroidvermittelte Suppression der proinflammatorischen Transkriptionsfaktoren (Marik, 2009). Nach dem aktuellen Stand der Forschung sollte daher der Begriff „relative Nebennierenrindeninsiffizienz" (rNNRI) durch CICRI ersetzt werden (Briegel und Mitarbeiter, 2009). Während klinisch eine arterielle Hypotension mit Vasopressorenpflichtigkeit trotz Volumentherapie imponiert, werden die zur Zeit besten Schwellenkriterien zur Diagnosestellung einer CICRI von dieser Expertengruppe mit einem totalen basalen Kortisol von ≤ 10 µg/dl (≤ 0,280 µmol/l), beziehungsweise einem Kortisolanstieg von ≤ 9 µd/dl (≤ 0,248 µmol/l), angegeben. Die Messung des freien Kortisols wäre vorzuziehen, zumal dessen Anstieg nach ACTH-Stimulation ausgeprägter ist (Vogeser et al., 2002). Die Therapieindikation mit Hydrokortison sollte von diesen Messparametern allerdings nicht abhängig gemacht werden. In unserer Studie wäre dies beispielsweise bei den Nonrespondern mit der signifikant höheren IL-6-Konzentration vorstellbar.

Der Anstieg der Kortisolproduktion im Rahmen der Stressantwort des Organismus auf eine Infektion und die konsekutiven immunologischen, kardiovaskulären und metabolischen Effekte zur Wiederherstellung der Homöostase sind in der Literatur detailliert beschrieben. Der additive Einfluss der vermuteten peripheren Glukokortikoidresistenz im Rahmen einer Sepsis muss dagegen noch untersucht werden. Ein Beispiel aus der Evolution zeigt, dass eine Glukokortikoidresistenz sogar heriditär auftritt. Neue-Welt-Affen aus Zentral- und Südamerika, beispielsweise der Baumwollkappen-Tamarin (Saguinus oedipus) oder das Totenkopfäffchen (Saimiri sciureus), überexprimieren ein Glukokortikoidrezeptor (GR)-Chaperon (FK-binding protein-51). Daraus resultiert eine verminderte Translokation des Glukokortikoid-GR-α-Komplex in den Nukleus. Konsequtiv haben diese Tiere höhere Konzentrationen von totalem und freiem Kortisol im Serum im Vergleich zu Alte-Welt-Affen und dem Menschen (Scammell et al., 2001). Mit der Einführung des Begriffs CICRI (Marik et al., 2008) rückt die vermutete Resistenz des Gewebes auf Glukokortikoide in den neuen Fokus der Forschung. Eine CICRI stellt ein Kontinuum unzureichender Kortikosteroidwirkung bis hin zur Kortikosteroidresistenz dar, aber ist ein potentiell reversibles Syndrom (Briegel et al., 2009). Es wird beeinflusst durch die Anzahl und die Affinität der zur Verfügung stehenden Glukokortikoidrezeptoren sowie durch die intrazelluläre Signaltransduktion. Neue Forschungsansätze bieten Marker der Glukokortikoidaktivität auf zellulärer Ebene, wie beispielsweise der Glukokortikoidrezeptor, der Transkriptionsfaktor NF-κB, das Annexin-1, das IL-6, sowie idealer Weise ein zuverlässiger und sicherer Funktionstest zur Integrität der gesamten HPA-Achse (van Leeuwen et al., 2001; Marik, 2009). Zudem könnte eine verbesserte Diagnosemöglichkeit der rNNRI, beispielsweise die Bestimmung des freien Kortisols im Serum, neue Möglichkeiten zur Erforschung und zum Verständnis der Pathophysiologie im Bereich der HPA-Achse und der Zielgewebe im septischen Schock eröffnen.

VI. ZUSAMMENFASSUNG

Ziel In der vorliegenden Arbeit wurden die Auswirkungen einer vermuteten relativen Nebennierenrinden-insuffizienz (rNNRI) auf proinflammatorische und antiinflammatorische Immunparameter bei Patienten im septischen Schock untersucht. Anhand dieses Immunprofils sollte geprüft werden, ob ein Defizit an antiinflammatorisch wirksamen Kortisol mit einem überwiegenden proinflammatorischen Immunstatus einhergeht.

Hintergrund Als Kriterium für eine rNNRI galten einerseits das Deltakortisolkonzept, ein Serumkortisolanstieg nach 250 µg ACTH-Stimulation um ≤ 9 µg/dl, und andererseits das Basalkortisolkonzept, ein Diskriminationspunkt von ≤ 15 µg/dl Serumkortisol. Die Diagnosestellung der rNNRI ist wegen der komplexen Physiologie und verschiedener Störfaktoren schwierig. Aufgrund der engen Verzahnung zwischen der Hypothalamus-Hypophysen-Nebennieren-Achse mit dem Immunsystem sollte geklärt werden, ob dieses Krankheitsbild anhand eines Profils ausgewählter immunologischer Parameter präziser charakterisiert werden kann.

Methoden In die Studie wurden zwischen März 2002 und November 2005 in Berlin 84 Patienten im septischen Schock eingeschlossen. Geprüft wurden die Basalkortisolkonzentration, der Kortisolanstieg nach Stimulation mit 250 µg ACTH, die Plasmakonzentrationen der Interleukine IL-6, IL-8 und IL-10 und von Nitrit/Nitrat, die Konzentrationen von IL-6, IL-10 und TNF-α nach Monozytenstimulation mit LPS sowie die monozytäre HLA-DR-Expressionsdichte. Zusätzlich wurden folgende klinische Daten erhoben: Geschlecht, Alter, mittlerer arterieller Blutdruck, Noradrenalinverbrauch, SAPS-II- und SOFA-Score. Die Bestimmung des Serumkortisols erfolgte in einem Referenzlabor. Im eigenen Labor wurden die Zytokinkonzentration durch ELISA, die HLA-DR-Rezeptordichte durchflusszytometrisch und die Nitrit/Nitratkonzentration fluoreszenzspektrometrisch gemessen.

Ergebnisse Die Patientenaufteilung nach der Deltakortisoldefinition der rNNRI ergab, dass bei Nonrespondern (n = 28) eine signifikant höhere IL-6-Konzentration im Plasma vorlag. Für alle anderen Immunparameter sowie hinsichtlich des Krankheitsschweregrades konnten keine signifikanten Unterschiede zu Respondern (n = 56) ermittelt werden. In der Basalkortisolaufteilung unterschieden sich dagegen fast alle Paramcter signifikant. Basalniedrige Patienten (n = 20) fielen durch geringere Plasmakonzentrationen von IL-6, IL-8 und IL-10 und Nitrit/Nitrat auf, sodass sich ein höherer IL-6/ IL-10-Quotient ergab. Weiterhin wurden bei einer höheren Monozytenzahl nach

LPS-Stimulation signifikant höhere TNF-α-Werte, aber gleiche IL-6- und IL-10-Konzentrationen im Vergleich zu basalhohen Patienten gemessen. Aus diesen Konstellationen wird ersichtlich, dass die höheren Plasmakonzentrationen von IL-6 und IL-10 bei basalhohen Patienten nicht aus den Monozyten stammte. Bei basalhohen Patienten (n = 64) wurde ein signifikant höherer Noradrenalinverbrauch bei gleichem mittlerem arteriellen Blutdruck, sowie ein tendentiell höherer SAPS II- und signifikant höherer SOFA-Scorewert ermittelt. Bei Kombination beider Konzepte der rNNRI auf der Vierfeldertafel imponierte die äußerst geringe Anzahl basalniedriger Nonresponder (n = 3) und damit die geringe Übereinstimmung beider Konzepte. Von basalniedrigen Respondern (n = 17) unterschieden sich einerseits basalhohe Nonresponder (n = 25) in den Parametern IL-6, IL-8, IL-10, Nitrit/Nitrat und SOFA-Score, sowie andererseits basalhohe Responder (n = 39) in den Parametern IL-6, IL-8, IL-10, Nitrit/Nitrat, Monozyten, Noradrenalin, SAPS II- und SOFA-Score signifikant. Zwischen Nonrespondern und Respondern konnten innerhalb der basalhohen Patienten keine Unterschiede festgestellt werden.

Diskussion Bei Nonrespondern wurde eine höhere IL-6-Konzentration als Indiz für eine gesteigerte Proinflammation ermittelt. Allerdings wurden keine weiteren Hinweise auf eine rNNRI gefunden. Die nach dem Basalkortisolkonzept aufgestellten Immunprofile zeigten dagegen signifikante Unterschiede: Höhere Proinflammationsmarker und einen höheren Krankheitsschweregrad wiesen allerdings nicht - wie vermutet - basalniedrige, sondern basalhohe Patienten auf. Somit reflektierte das Basalkortisolkriterium eine durch den Krankheitsschweregrad geprägte Verteilung der Pro- und Antiinflammation. Der Vierfeldertafelvergleich illustrierte, dass beide Konzepte jeweils unterschiedliche Patienten identifizierten. Das Deltakortisolkriterium ermittelte, im Gegensatz zum Basalkortisolkriterium, keine signifikanten immunologischen Unterschiede.

Schlussfolgerungen Die ausgewählten Immunparameter stellten keine geeignete Ergänzung zur sicheren Identifizierung von Patienten dar, bei denen nach dem Deltakortisol- oder Basalkortisolkonzept eine rNNRI vermutet wird. Als limitierende Faktoren sind insbesondere ausgeprägte Schwankungen des Serumkortisospiegels bei Patienten im septischen Schock sowie bei der laborchemischen Bestimmung der Serumkortisolkonzentration anzuführen. In das Konzept der rNNRI im septischen Schock muss die gesamte HPA-Achse, insbesondere die vermutete Glukokortikosteroidresistenz der Zielzellen, mit einbezogen werden.

VII. LITERATURVERZEICHNIS

Absalom, A., D. Pledger and A. Kong. "Adrenocortical function in critically ill patients 24 h after a single dose of Etomidate". *Anaestesia* 1999;54:861-7.

Angus, D.C., W. T. Linde-Zwirble, J. Lidicker, G. Clermont, J. Carcillo, and M. R. Pinsky. "Epidemiology of severe sepsis in the United States: analysis of incidence, outcome and associated costs of care." *Crit Care Med* 2001;29:1303-10.

Annane, D. "Time for a consensus definition of corticosteroid insufficiency in critically ill patients." *Crit Care Med* 2003;31:1868-9.

Annane, D. "Low-dose adrenocorticotropic hormone test is not ready for routine adrenal function testing in the intensive care unit." *Crit Care Med* 2005a;33:2688-9.

Annane, D., E. Bellissant, V. Sebille, et al. "Impaired pressor sensitivity to noradrenaline in septic shock patients with and without impaired adrenal function reserve." *Br J Clin Pharmacol* 1998;46:589-97.

Annane, D., V. Sebille, G. Troche, J. C. Raphael, P. Gajdos, and E. Bellissant. "A 3-level prognostic classification in septic shock based on cortisol levels and cortisol response to corticotropin." *JAMA* 2000;283:1038-45.

Annane, D., V. Sebille, C. Charpentier, et al. "Effect of treatment with low doses of hydrocortisone and fludrocortisone on mortality in patients with septic shock." *JAMA* 2002;288:862-71.

Annane, D., E. Bellissant, P. E. Bollaert, J. Briegel, D. Keh, and Y. Kupfer. "Corticosteroids for severe sepsis and septic shock: a systematic review and meta-analysis." *BMJ* 2004a;7464:480.

Annane, D., V. Maxime, F. Ibrahim, J. C. Alvarez, E. Abe, and P. Boudou. "Diagnosis of adrenal insufficiency in severe sepsis and septic shock." *Am J Respir Crit Care Med* 2006a;174:1319-26.

Annane, D., E. Fan, and M. S. Herridge. "Pro-con debate: steroid use in ACTH non-responsive septic shock patients with high baseline cortisol levels." *Crit Care* 2006b;10:210.

Annane, D., V. Sebille, and E. Bellisant." Effect of low doses of corticosteroids in septic shock patients with or without early acute respiratory distress syndrome." *Crit Care Med* 2006c;34:22-30.

Annane D., G. U. Meduri, and P. Marik. "Criticalilness-related corticosteroid insufficiency and community-acquired pneumonia: back to the future." *Eur Respir J* 2008;31:1150-52.

Arafah, B. M. "Hypothalamic pituitary adrenal function during critical illness: limitations of current assessment methods." *J Clin Endocrinol Metab* 2006;91:3725-45.

Asare, K. "Diagnosis and treatment of Adrenal nsufficiency in the critically ill patient." *Pharmacotherapy* 2007;27:1512-28.

Barnes, P. J., and I. Adcock. "Anti-inflammatory actions of steroids: molecular mechanisms." *Trends Pharmacol Sci* 1993;14:436-41.

Bateman, R. M., M.D. Sharp, and C. J. Ellis. "Bench-to-bedside review: microvascular dysfunction in sepsis: hemodynamics, oxygen transport and nitric oxide. *Crit Care* 2003;7:359-73.

Bauer, M., F. Brunkhorst, T. Welte. H. Gerlach, and K. Reinhart. "Sepsis: update on pathophysiology, diagnostics and therapy." *Anaestesist* 2006;55:835-45.

Bollaert, P. E., C. Charpentier, B. Levy, M. Debouverie. G. Audibert, and A. Larcan. "Reversal of late septic shock with supraphysiologic doses of hydrocortisone." *Crit Care Med* 1998;26:645-50.

Bolland, M. J., W. W. Chiu, J. S. Davidson, and M. S. Croxson. "Heterophile antibodies may cause falsely lowered serum cortisol values." *J Endocrinol Invest* 2005;28:643-5.

Bone, R. C. "American College of Chest Physicians/ Society of Critical Care Medicine: Definitions for sepsis and organ failure and guidelines for the use of innovative therapies in sepsis." *Crit Care Med* 1992;20:864-74.

Bone, R. C. "Sir Isaac Newton, sepsis, sirs and cars."*Crit Care Med* 1996;24:1125-28.

Bouachour, G., P. Tirot, J. P. Gouello, E. Mathieu, J. F. Vincent, and P. Alquier. "Adrenocortical function during septic shock." *Intensive Care Med* 1995;21:57-62.

Bornstein, S. R., W. C. Engeland, M. Ehrhart-Bornstein, and J. P. Herman. "Dissociation of ACTH and glucocorticoids." *Trends Endocrinol Metab* 2008;19:175-80.

Briegel, J., H. Forst, H. Hellinger, and M. Haller. "Contribution of cortisol deficiency to septic shock." *Lancet* 1991;338:507-8.

Briegel, J., H. Forst, M. Haller, et al. "Stress doses of hydrocortisone reverse hyperdynamic septic shock: a prospective, randomized double-blind, single center study." *Crit Care Med* 1999;27:723-32.

Briegel, J., M. Vogeser, D. Annane, et al. "Measurement of cortisol in septic shock: interlaboratory harmonization." *Am Rev Resp Crit Care Med* 2007;175:A436

Briegel, J., E. Kilger, and G. Schelling. "Indications and practical use of replacement dose of corticosteroids in critical illness. "*Curr Opin Crit Care* 2007;13:370-5.

Briegel, J., M. Vogeser, D. Keh, and P. Marik. "Corticosteroid insufficiency in the critically ill. Pathomechanisms and recommendations for diagnosis and treatment." Anaesthesist 2009;58:122-33.

Burchard, K. "A Review of the Adrenal Cortex and Severe Inflammation: Quest of the "eucorticoid" state." *J Trauma* 2001;51:800-14.

Cassatella, M. A., L. Meda, S. Bonora, M. Ceska, and G. Constantin. "Interleukin 10 (Il-10) inhibits the release of proinflammatory Cytokines from human polymorphonuclear leukocytes. Evidence for an autocrine role of Tumor Necrosis Factor and Il-1 Beta in mediating the production of IL-8 triggered by lipopolysaccharide." *J Exp Med* 1993;178:2207-11.

Cauwels, A. "Nitric oxide in shock." *Kidney Int* 2007;72:557-65.

Chrousos, G. P. "The hypothalamic-pituitary-adrenal axis and immune-mediated inflammation." *N Engl J Med* 1995;332:1351-62.

Chrousos, G. P. "The stress response and immune function: clinical implications." *Ann N Y Acad Sci* 2000;917:38-67.

Chrousos, G. P. "Organization and integration of the endocrine system." *Sleep Med Clin* 2007;2:125-45.

Cohan, J., G. Ward, J Prins et al. "Variability of cortisol assays can confound the diagnosis of adrenal insufficiency in the critically ill population." *Intensive Care Med* 2006;32:1901-5.

Cook, J. A. "Molecular basis of endotoxin tolerance." *Ann N Y Acad Sci* 1998;851:426-8.

Cooper, M. S., and P. M. Stewart. "Corticosteroid insufficiency in acutely ill patients." *N Engl J Med* 2003;348:727-34.

Corinti, S., C. Albanesi, A. la Sala, S. Pastore, and G. Girolomoni. "Regulatory activity of autocrine IL-10 on dendritic cell functions." *J Immunol* 2001;166:4312-8.

Cronin, L., D. J. Cook, J. Carlet et al. "Corticosteroid treatment for sepsis: a aritical appraisal and meta-analysis of the literature." *Crit Care Med* 1995;23:1430-9.

de Jong, M. F., A. Beishuizen, J. J. Spijkstra, and A. B. Groeneveld. "Relative adrenal insufficiency as a predictor of disease severity, mortality, and beneficial effects of corticosteroid treatment in septic shock." Crit Care Med 2007;35:1896-903.

de Waal Malefyt, R., J. Abrams, B. Bennett, C. G. Figdor, and J. E. de Vries. "Interleukin 10(IL-10) inhibits cytokine synthesis by human monocytes: an autoregulatory role of IL-10 produced by monocytes." *J Exp Med* 1991;174:1209-20.

Dellinger, R. P., J. M. Carlet, H. Masur, et al. "Surviving Sepsis Campaign guidelines for management of severe sepsis and septic shock." *Crit Care Med* 2004;32:858-873.

Dellinger, R. P., M. M. Levy, J. M. Carlet et al. "Surviving Sepsis Campaign: international guidelines for management of severe sepsis and septic shock: 2008." *Crit Care Med* 2008;36:296-327.

Dimopoulou, I., I. Ilias, P. Roussou et al. "Adrenal function in non-septic long-stay critically ill patients: evaluation with the low-dose (1µg) corticotropin stimulation test." *Intensive Care Med* 2002;28:1168-71.

Dimopoulou, I., S. Tsagarakis, A. T. Kouyialis et al. "Hypothalamic-pituitary-adrenal axis dysfunction in critically ill patients with traumatic brain injury: incidence, pathophysiology, and relationship to vasopressor dependence and peripheral interleukin-6 levels." *Crit Care Med* 2004;32: 404-8.

Döcke, W. D., F. Randow, U. Syrbe et al. "Monocyte deactivation in septic patients: restoration by IFN-Gamma treatment." *Nat Med* 1997;3:678-81.

Döcke, W. D., C. Hoflich, K. A. Davis et al. "Monitoring temporary immunodepression by flow cytometric measurement of monocytic HLA-DR expression: a multicenter standardized study." *Clin Chem* 2005; 51:2341-7.

Dörner, K. "Klinische Chemie und Hämatologie." *Thieme Stuttgart* 2003; 5. Auflage.

Engel, C., F. M. Brunkhorst, H. G. Bone, et al. "Epidemiology of sepsis in germany: results from a national prospective multicenter study." *Intensive Care Med* 2007;33:606-18.

Feihl, F., B. Waeber, and L. Liaudet. "Is nitric oxide overproduction the target of choice for the management of septic shock?" *Pharmacol Ther* 2001;91:179-213.

Fink, M. P. "The prevention and treatment of sepsis: is interleukin-6 a drug target or a drug?" *Crit Care Med* 2006;34:919-21.

Förstermann, U. "Regulation of nitric oxide synthase expression and activity." *Springer Heidelberg*, 2000.

Friedman, G., S. Jankowski, A. Marchant, M. Goldman, R. J. Kahn, and J. L. Vincent. "Blood interleukin 10 levels parallel the severity of septic shock." *J Crit Care* 1997;12:183-7.

Fujishima, S., J. Sasaki, Y. Shinozawa et al. "Serum Mip-1 alpha and Il-8 in septic patients." *Intensive Care Med* 1996;22:1169-75.

Fumenaux, T., and J. Pugin." Role of interleukin-10 in the intracellular sequestration of human leukocyte antigen-DR in monocytes during septic shock." *Am J Respir Crit Care Med* 2002;166:1475-82.

Gogos, C. A., E. Drosou, H. P. Bassaris, and A. Skoutelis. "Pro- versus anti-inflammatory cytokine profile in patients with severe sepsis: a marker for prognosis and future therapeutic options." *J Infect Dis* 2000;181:176-80.

Gonzalez, H., O. Nardi, and D. Annane. "Relative adrenal failure in the ICU: an identifiable problem requiring treatment." *Crit Care Clin* 2006;22:105-18.

Hack, C. E., M. Hart, R. J. van Schijndel et al. "Interleukin-8 in sepsis: relation to shock and inflammatory mediators." *Infect Immun* 1992;60:2835-42.

Hamrhian, A. H., T. S. Oseni, and B. M. Arafah. "Measurements of serum free cortisol in critically ill patients." *N Engl J Med* 2004;350:1629-38.

Haveman, J.W., A. C. Muller Kobold, J. W. Tervaert, A. P. van den Berg, J. E. Tulleken, C. G. Kallenberg, and T. H. The. "The central role of monocytes in the pathogenesis of sepsis: consequences for immunomonitoring and treatment." *Neth J Med* 1999;55:132-141.

Hinshaw, L. B., B. K. Beller, A. C. Chang et al. "Corticosteroid/antibiotic treatment of adrenalectomized dogs challenged with lethal E. coli." *Circ Shock* 1985;16(3):256-77.

Ho, J. T., H. Al-Musalhi, M. J. Chapman et al. "Septic shock and sepsis: a comparison of total and free plasma ortisol levels." *J Clin Endocrinol Metab* 2006;91:105-14.

Hotchkiss, R. S., and I. E. Karl. "The pathophysiology and treatment of sepsis." *N Engl J Med* 2003;348:138-50.

Janeway, C. A., P. Travers, M. Walport, and M. Shlomchik. "Immunologie" *Spektrum Akademischer Verlag GmbH Berlin-Heidelberg* 2002; 5. Auflage.

Jirik, F. R., T. J. Podor, T. Hirano, T. Kishimoto, D. J. Loskutoff, D. A. Carson, and M. Lotz. "Bacterial lipopolysaccharide and inflammatory mediators augment Il-6 secretion by human endothelial cells." *J Immunol* 1989;142:144-7.

Joulin, O., P. Petillot, M. Labalette, S. Lancel, and R. Neviere. "Cytokine profile of human septic shock serum inducing cardiomyocyte contractile dysfunction." *Physiol Res* 2007;56:291-7.

Keh, D. "Hämodynamische und immunmodulatorische Effekte von niedrig dosiertem Hydrocortison im Septischen Schock." *Habilitationsschrift* Charité - Universitätsmedizin Berlin 2005.

Keh, D., T. Boehnke, S. Weber-Cartens et al. "Immunologic and hemodynamic effects of "low-dose" hydrocortisone in septic shock: a double-blind, randomized, placebo-controlled, crossover study." *Am J Respir Crit Care* 2003;167:512-20.

Keh, D., S. Goodman, and C. L. Sprung. "Corticosteroid therapy in patients with severe sepsis and septic shock." *Semin Respir Crit Care Med* 2004;25:713-9.

Keh, D., A. Feldheiser, O. Ahlers. "Current state of corticosteroid therapy in patients with septic shock." *Clinical Intensive Care* 2005;16:151-161.

Kerr, R., D. Stirling, and C. A. Ludlam. "Interleukin 6 and haemostasis." *Br J Haematol* 2001;115:3-12.

Kono, H., H. Fujii, Y. Hirai, et al. "The Kupffer cell protects against acute lung injury in a rat peritonitis model: role of IL-10." *J Leukoc Biol* 2006;79:809-17.

Koo, D. J., I. H. Chaudry, and P. Wang. "Kupffer cells are responsible for producing inflammatory cytokines and hepatocellular dysfunction during early sepsis." *J Surg Res* 1999;83:151-7.

Kwon, Y. S., G. Y. Suh, E. H. Kang et al. "Basal serum cortisol levels are not predictive of response to corticotropin but have prognostic significance in patients with septic shock." *J Korean Med Sci* 2007;22:470-5.

Lefering, R., and E. A. Neugebauer. "Steroid controversy in sepsis and septic shock: a meta-analysis." *Crit Care Med* 1995;23:1294-303.

Le Gall, J. R., S. Lemeshow, and F. Saulnier. "A new simplyfied acute physiology score (SAPS II) based on a European/North American multicenter study." *JAMA* 1993;270:2957-63.

Le Tulzo, Y., C. Pangault, L. Amiot, et al. "Monocyte human leukocyte antigen-DR transcriptional downregulation by cortisol during septic shock." *Am J Respirat Care Med* 2004;169:1144-51.

Lehner, M. D., S. Morath, K. S. Michelsen, R. R. Schumann, and T. Hartung. "Induction of cross-tolerance by lipopolysaccharide and highly purified lipoteichoic acid via different toll-like receptors independent of paracrine mediators." *J Immunol* 2001;166:5161-7.

Ligtenberg, J. J., and J. G. Zijlstra."Relative adrenal insufficiency syndrome". Edited by J. F. Vincent. *Vol. Yearbook of Intensive Care and Emergency Medicine. Berlin: Springer* 2002.

Ligtenberg, J. J., and J. G. Zijlstra. "The relative adrenal insufficiency syndrome revisited: which patients will benefit from low-dose steroids?" *Curr Opin Crit Care* 2004;10:456-60.

Livaditi, O., A. Kotanidou, A. Psarra et al. "Neutrophil CD64 expression and serum IL-8: sensitive early markers of severity and outcome in sepsis." *Cytokine* 2006;36:283-90.

Loisa, P., T. Rinne, S. Laine, M. Hurme, and S. Kaukinen. "Anti-inflammatory cytokine response and the development of multiple organ failure in severe sepsis." *Acta Anaesthesiol Scand* 2003;47:319-25.

Loisa, P., A. Uusaro, and E. Ruokonen. "A single adrenocorticotropic hormone stimulation test does not reveal adrenal insufficiency in septic shock." *Anesth Analg* 2005;101:1792-8.

Lundberg, J. O., and E. Weitzberg. "No generation from nitrite and its role in vascular control." *Arterioscler Thromb Vasc Biol* 2005;25:915-22.

Marchant, A., J. Deviere, B. Byl, D. De Groote, J. L. Vincent, and M. Goldman. "Interleukin-10 production during septicaemia." *Lancet* 1994;343:707-8.

Marie, C., C. Fitting, J. Muret, D. Payen, and J. M. Cavaillon. "Interleukin 8 production in whole blood assays: is interleukin 10 responsible for the downregulation observed in sepsis?" *Cytokine* 2000;12:55-61.

Marik, P. E. "Unraveling the mystery of adrenal failure in the critically ill."*Crit Care Med* 2004;32:596-7

Marik, P. E. "Mechanisms and clinical consequences of critical illness associated adrenal insufficiency." *Curr Opin Crit Care* 2007;13:363-9.

Marik, P. E. "Critical illness-related corticosteroid insufficiency." *Chest* 2009;135:181-93).

Marik, P. E., and G. P. Zaloga. "Adrenal insufficiency in the critically ill: a new look at an old problem." *Chest* 2002a;122:1784-96.

Marik, P. E., and G. P. Zaloga. "The central nervous system hypothalamic-pituitary-adrenal axis in sepsis." *Crit Care Med* 2002b;30:490-1.

Marik, P. E., and G. P. Zaloga. "Adrenal insufficiency during septic shock." *Crit Care Med* 2003;31:141-5.

Marik, P. E., S. M. Pastores, D. Annane, et al. "Recommendations for the diagnosis and management of corticosteroid insufficiency in critically ill adult patients: consensus statements from an international task force by the American College of Critical Care Medicine." *Crit Care Med* 2008;36:1937-49.

Mayenknecht J., S. Diedrich, V. Bahr, et al. "Comparison of low and high dose corticotropin tests in patients with pituitary disease." *J Clin Endocrinol Metab* 1998;83:1558-62.

Meduri, G.. U. "An historical review of glucocorticoid treatment in sepsis. disease pathophysiology and the design of treatment investigation."*Sepsis* 1999;3;21-8.

Melby J. C., and W. W. Spink. "Comparative studies on adrenal cortical function and cortisol metabolism in healthy adults and in patients with shock due to infection." *J Clin Invest* 1958;37:1791-8.

Meyer, N. J., and J. B. Hall. "Relative adrenal insufficiency in the ICU: can we at least make the diagnosis?" *Am J Respir Crit Care Med* 2006;174:1282-4.

Minneci P. C., K. J. Deans, S. M. Banks, P. Q. Eichacker, and C. Natanson. "Meta-analysis: the effect of steroids on survival and shock depends on the dose." *Ann Intern Med* 2004;141:47-56.

Mitaka, C., Y. Hirata, K. Yokoyama et al. "Relationships of circulating nitrite/nitrate levels to severity and multiple organ dysfunction syndrome in systemic inflammatory response syndrome." *Shock* 2003;219:305-9.

Moncada, S., R. M. Palmer, and E. A. Higgs. "Nitric oxide: physiology, pathophysiology, and pharmacology." *Pharmacol Rev* 1991;43:109-42.

Monneret, G., M. E. Finck, F. Venet et al. "The anti-inflammatory response dominates after septic shock association of low monocyte HLA-DR-expression and high interleukin-10 concentration." *Immunol Lett* 2004;95:193-8.

Monneret, G., A. Lepape, N. Voirin, et al. "Persisting low monocyte human leukocyte antigen-DR expression predicts mortality in septic shock." *Intensive Care Med* 2006;32:1175-83.

Moore, K. W., A. O'Garra, R. de Waal Malefyt, P. Vieira, and T. R. Mosmann. "Interleukin-10." *Annu Rev Immunol* 1993;11:165-90.

Moore, K. W., R. de Waal Malefyt, R. L. Coffman, and A. O' Garra. "Interleukin-10 and the interleukin-10 receptor." *Annu Rev Immunol* 2001;19:683-765.

Morris, S. M., Jr., and T. R. Billiar. "New insights into the regulation of inducible nitric oxide synthesis." *Am J Physiol* 1994;266:829-39.

Mosmann, T. R. "Properties and functions of interleukin-10." *Adv Immunol* 1994;56:1-26.

Munck, A., P. M. Guyre, and N. J. Holbrook. "Physiological functions of glucocorticoids in stress and their relation to pharmacological actions." *Endocr Rev* 1984;5:25-44.

Munford, R. S., and J. Pugin. "Normal responses to injury prevent systemic inflammation and can be immunosuppressive." *Am J Respir Crit Care Med* 2001;163:316-21.

Mussack, T., J. Briegel, G. Schelling, P. Biberthaler, and M. Jochum. "Effect of stress doses of hydrocortisone on S-100b vs. interleukin-8 and polymorphonuclear elastase levels in human septic shock." *Clin Chem Lab Med* 2005;43:259-68.

Nussler, A. K., U. B. Bruckner, J. Vogt, and P. Radermacher. "Measuring end products of nitric oxide in vivo." *Methods Enzymol* 2002;359:75-83.

Oelkers, W. "Adrenal insufficiency." *N Engl J Med* 1996;335:1206-12.

Oppert, M., R. Schindler, C. Husung, et al. "Low-dose hydrocortisone improves shock reversal and reduces cytokine levels in early hyperdynamic septic shock." *Crit Care Med* 2005;33:2457-64.

Pariante, C. M., B. D. Pearce, T. L. Pisell, et al. "The proinflammatory cytokine, interleukin-1alpha, reduces glucocorticoid receptor translocation and function." *Endocrinology* 1999;140:4359-66.

Pathan, N., C. A. Hemingway, A. A. Alizadeh, et al. "Role of interleukin 6 in myocardial dysfunction of meningococcal septicshock." *Lancet* 2004;363:203-9.

Perry, S. E., S. M. Mostafa, R. Wenstone, A. Shenkin, and P. J. McLaughlin. "Is low monocyte HLA-DR-expression helpful to predict outcome in severe sepsis?" *Intensive Care Med* 2003;29:1245-52.

Prigent, H., V. Maxime, and D. Annane. "Science review: mechanisms of impaired adrenal function in sepsis and molecular actions of glucocorticoids." *Crit Care* 2004;8:243-52.

Reinhart, K., O. Bayer, F. Brunkhorst, and M. Meisner. "Markers of endothelial damage in organ dysfunction and sepsis." *Crit Care Med* 2002;30:S302-12.

Reinhart, K., F. M. Brunkhorst, and H. G. Bone. "Diagnose und Therapie der Sepsis: S-2 Leitlinien der Deutschen Sepsis-Gesellschaft e.V. (DSG) und der Deutschen Interdisziplinären Vereinigung für Intensiv- und Notfallmedizin (DIVI)." Version 15.12.2005

Rhen, T., and J. A. Cidlowski. "Antiinflammatory action of glucocorticoids- new mechanisms for old drugs." *N Engl J Med* 2005;353:1711-23.

Rothwell, P. M., Z. F. Udwadia, and P. G. Lawler. "Cortisol response to corticotropin and survival in septic shock." *Lancet* 1991;337:582-3.

Russell, J. A. "Management of sepsis." *N Engl J Med* 2006;355:1699-713.

Sapolsky, R. M., L. M. Romero, and A. U. Munck. "How do glucocorticoids influence stress responses? Integrating permissive, suppressive, stimulatory, and preparative actions." *Endocr Rev* 2000;21:55-89.

Schein, R. M., C. L. Sprung, E. Marcial, L. Napolitano, and B. Chernow. "Plasma cortisol levels in patients with septic shock." *Crit Care Med* 1990;18:259-63.

Schneider, A. J., and H. J. Voerman. "Abrupt hemodynamic improvement in late septic shock with physiological doses of glucocorticoids." *Intensive Care Med* 1991;17:436-37.

Scrammel, J. D.. W. B. Denny, D. L. Valentine, et al. "Overexpression of the FK-506-binding immunophilin FKBP51 is the common cause of glucocorticoid resistance in three new world primates. *Gen Comparat Endocrinol* 2001;124:152-165.

Sfeir, T., D. C. Saha, M. Astiz, and E. C. Rackow. "Role of interleukin-10 in monocyte hyporesponsiveness associated with septic shock." *Crit Care Med* 2001;29:129-33.

Sharshar T., F. Gray, Lorin de la Grandmaison, et al. "Apoptosis of neurons in cardiovascular autonomic centres triggered by indicible nitric oxide synthase after death from septic shock." *Lancet* 2003;362:1799-805.

Sinistro, A., C. Ciaprini, S. Natoli, et al. "Lipopolysaccharide desensitizes monocytes-macrophages to CD40 ligand stimulation." *Immunology* 2007;122:362-70.

Soni, A., G. M. Pepper, P. M. Wyrwinski, et al. "Adrenal insufficiency occuring during septic shock: incidence, outcome, and relationship to peripheral cytokine levels." *The American Journal of Medicine* 1995;98:266-71.

Sprung, C. L., D. Annane, D. Keh, et al. "Hydrocortisone therapy for patients with septic shock." *N Engl J Med* 2008;358:111-24.

Szabo, C., C. Thiemermann, C. C. Wu, M. Perretti, and J. R. Vane. "Attenuation of the induction of nitric oxide synthase by endogenous glucocorticoids accounts for endotoxin tolerance in vivo." *Proc Natl Acad Sci U S A* 1994;91:271-5.

Taniguchi, T., Y. Koido, J. Aiboshi, T. Yamashita, S. Suzaki, and A. Kurokawa. "Change in the ratio of interleukin-6 to interleukin-10 predicts a poor outcome in patients with systemic inflammatory response syndrome." *Crit Care Med* 1999;27:1262-4.

Tayek, J., V. Atienza. "Pituitary-adrenal axis function in systemic inflammatory response syndrom. *Endocrine* 1995;3:315-18.

Tschaikowsky, K., M. Hedwig-Geissing, A. Schiele, F. Bremer, M. Schywalsky, and J. Schuttler. "Coincidence of pro- and anti-inflammatory responses in the early phase of severe sepsis: longitudinal study of mononuclear histocompatibility leukocyte antigen-DR-expression, procalcitonin, C-reactive protein, and changes in T-cell subsets in septic and postoperative patients." *Crit Care Med* 2002;30:1015.23.

Turnbull, A. V., and C. L. Rivier. "Regulation of the hypothalamic-pituitary-adrenal axis by cytokines: actions and mechanisms of action." *Physiol Rev* 1999;79:1-71.

West, M. A., and W. Heagy. "Endotoxin tolerance: a review." *Crit Care Med* 2002;30:64-73

Van Amersfoort. E. S., T. J. Van Berkel, and J. Kuiper. "Receptors, mediators, and mechanisms involved in bacterial sepsis and septic shock," *Clin Microbiol Rev* 2003;16:379-414.

Van den Berghe, G., F. de Zegher, and R. Bouillon. "Clinical review 95: acute and prolonged critical illness as different neuroendocrine paradigms." *J Clin Endocrinol Metab* 1998;83:1827-34.

Van der Poll, T., A. E. Barber, S. M. Coyle, and S. F. Lowry. "Hypercortisolemia increases plasma interleukin-10 concentrations during human endotoxemia-a clinical research center study." *J Clin Endocrinol Metab* 1996;81:3604-6.

Van der Poll, T., P. M. Jansen, W. J. Montegut, et al. "Effects of IL-10 on systemic inflammatory responses during sublethal primate endotoxemia." *J Immunol* 1997;158:1971-5.

Van Leeuwen, H. J., T. van der Bruggen, B. S. van Asbeck, and F. T. Boereboom. "Effect of corticosteroids on Nuclear Factor-Kappa B activation and hemodynamics in late septic shock." *Crit Care Med* 2001;29:1074-7.

Venkatesh, B., R. H. Mortimer, B. Couchman, and J. Hall. "Evaluation of random plasma cortisol and the low dose corticotropin test as indicators of adrenal secretory capacity in critically ill patients: a prospective study." *Anaesth Intensive Care* 2005;33:201-9.

Vincent, J. L., R. Moreno, J. Takala, et al. "The SOFA (Sepsis-Related Organ Failure Assessment) score to describe organ dysfunction/failure. On behalf of the working group on sepsis-related problems of the european society of intensive care medicine." *Intensive Care Med* 1996;22:707-10.

Vincent, J. L., A. de Mendonca, F. Cantraine. et al. "Use of the SOFA score to assess the incidence of organ dysfunction/failure in intensive care units: results of a multicenter, prospective study. Working group on "sepsis-related problems" of the European Society of Intensive Care Medicine." *Crit Care Med* 1998;26:1793-800.

Vincent, J. L., H. Zhang, C. Szabo, and J. C. Preiser. "Effects of nitric oxide in septic shock." *Am J Respir Crit Care Med* 2000;161:1781-5.

Vinclair, M., C. Broux, P. Faure, et al. "Duration of adrenal inhibition following a single dose of etomidate in critically ill patients." *Intensive Care Med* 2008;34:714-19.

Vogeser, M., J. Briegel, and R. Zachoval. "Dialyzable free cortisol after stimulation with synacthen." *Clin Biochem* 2002;35:539-43.

Vogeser, M, P. Möhnle, and J. Briegel. "Free serum cortisol: quantification applying equilibrium dialysis or ultrafiltration and an automated immunoassay system." *Clin Chem Lab* 2007;45:521-25.

Volk, H. D., P. Reinke, D. Krausch, et al. "Monocyte deactivation-rationale for a new therapeutic strategy in sepsis." *Intensive Care Med* 1996;22Suppl4:474-81.

Volk, H. D., P. Reinke, and W. D. Döcke. "Clinical aspects: from systemic inflammation to 'immunoparalysis'." *Chem Immunol* 2000;74:162-77.

Wakefield, C. H., G. R. Barclay, K. C. Fearon, et al. "Proinflammatory mediator activity, endogenous antagonists and the systemic inflammatory response in intra-abdominal sepsis." *Br J Surg* 1998;85:818-25.

Weitzman, S. and S. Berger. "Clinical trial design in studies of corticosteroids for bacterial infections," *Annals of Internal Medicine* 1974;81:36-42.

Widmer I. E., J. J. Puder, C. König, et al. "Cortisol response in relation to the severity of stress and illness." *J Clin Endocrinol Metab* 2005;90:4579-86.

Wolk, K. W., D. Döcke, V. von Baehr, H. D. Volk, and R. Sabat. "Impaires antigen presentation by human monocytes during endotoxin tolenance." *Blood* 2000;96:218-23

Zaloga, G. "Diagnosis and treatment of adrenal insufficiency during septic shock." *Crit Care Med* 2003;31:2252-3

VIII. ABKÜRZUNGSVERZEICHNIS

ACTH	Adrenokortikotropes Hormon
CARS	Compensatory antiinflammatory response syndrome
CBG	Corticosteroid-binding globulin
CD	Cluster of differentiation
CRH	Corticotropin-releasing Hormon
CORTICUS	Corticosteroid Therapy of Septic Shock-Studie
ECLIA	Electro-chemiluminescense immunoassay
EDTA	Äthylendiamintetraessigsäure
ELISA	Enzyme-linked immunosorbent assay
FiO_2	Inspiratorische Sauerstofffraktion
FSC	Forward scatter (Vorwärtsstreulicht)
GCS	Glasgow coma scale
GM-CSF	Granulocyte/macrophage-colony-stimulating factor
GR	Glukokortikoid-Rezeptor
HIV	Humanes Immunodefizienzvirus
HLA	Humanes Leukozytenantigen
HPA	Hypothalamus-Hypophysen-Nebennierenrinden-Achse
HRP	Horseradish Peroxidase
IL-1	Interleukin-1
IL-6	Interleukin-6
IL-8	Interleukin-8
IL-10	Interleukin-10
iNOS	Induzierbare NO-Synthase
LPS	Lipopolysaccharid
MAD	Mittlerer arterieller Blutdruck

MHC	Mayor histocompartibility complex
MODS	Multiple organ dysfunction syndrome
NF-κB	Nuclear factor-κB
NO	Stickstoffmonoxid
NNR	Nebennierenrinde
PaO_2	Arterieller Sauerstoffpartialdruck
rNNRI	Relative Nebennierenrindeninsuffizienz
SAPS	Simplyfied acute physiology score
SIRS	Systemic inflammatory response syndrome
SOFA	Sequential organ failure assessment
SSC	Sideward scatter (Seitwärtsstreulicht)
TGF-β	Transforming growth factor-β
TNF-α	Tumor Nekrose Faktor-α

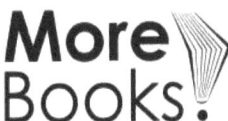

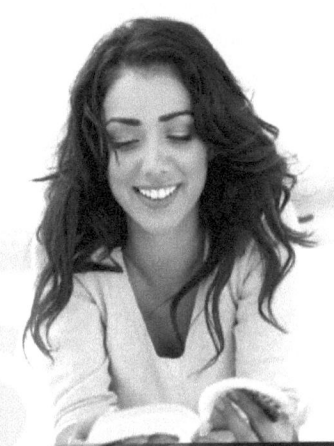

I want morebooks!

Buy your books fast and straightforward online - at one of world's fastest growing online book stores! Environmentally sound due to Print-on-Demand technologies.

Buy your books online at
www.morebooks.shop

Kaufen Sie Ihre Bücher schnell und unkompliziert online – auf einer der am schnellsten wachsenden Buchhandelsplattformen weltweit! Dank Print-On-Demand umwelt- und ressourcenschonend produziert.

Bücher schneller online kaufen
www.morebooks.shop

KS OmniScriptum Publishing
Brivibas gatve 197
LV-1039 Riga, Latvia
Telefax +371 686 204 55

info@omniscriptum.com
www.omniscriptum.com

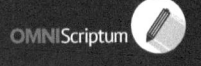

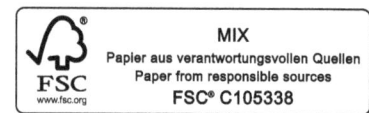

Printed by Books on Demand GmbH, Norderstedt / Germany